Temi ed eventi vascolari

a cura di Marco Moia

Springer

Milano
Berlin
Heidelberg
New York
Hong Kong
London
Paris
Tokyo

A. Falanga • M. Marchetti • D. Balducci • A. Vignoli

Trombosi e tumori

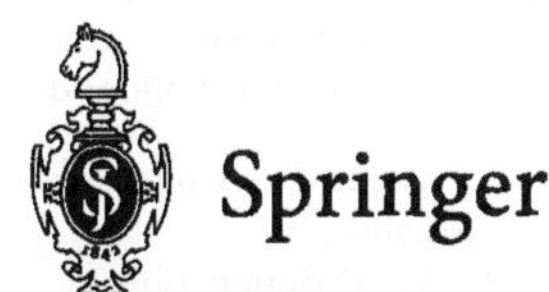

Springer

A. Falanga
M. Marchetti
D. Balducci
A. Vignoli
Dipartimento di Ematologia e Oncologia
Ospedali Riuniti di Bergamo
Bergamo

Springer-Verlag fa parte di Springer Science+Business Media

springer.it

© Springer-Verlag Italia, Milano 2004

ISBN 88-470-0293-1

Progetto copertina: Medicom, divisione di Springer-Verlag Italia, Milano
Impaginazione: Graphostudio, Milano
Stampato in Italia: Grafiche Erredue, Cirimido, Como

SPIN: 10991770

Prefazione

Nel 1865 Armand Trousseau, in una serie di magistrali conferenze tenute all'Hôtel–Dieu di Parigi, poneva le basi per stabilire l'esistenza di una forte relazione fra trombosi e tumori, rilevando che la comparsa di trombosi venosa spesso precedeva quella di una neoplasia, fino ad allora rimasta occulta. Le osservazioni di Trousseau trovarono, nei moltissimi anni a seguire, solide e numerose conferme dall'epidemiologia. Nel frattempo, la ricerca di laboratorio ha individuato meccanismi atti a spiegare il fenomeno, vale a dire la produzione, da parte delle cellule tumorali, di sostanze che attivano i processi della coagulazione. Tuttavia fino a pochi anni fa la rilevanza di tali osservazioni nella pratica clinica è risultata modesta. La trombosi che si presentava in un paziente già affetto da neoplasia era ritenuta nulla più di un indicatore prognostico negativo in una situazione già compromessa. La terapia della manifestazione trombotica veniva considerata quasi tra le cure palliative. D'altra parte, la comparsa di una trombosi come possibile manifestazione di neoplasia occulta induceva apprensione nel medico (e nel paziente se l'ipotesi gli veniva esplicitamente comunicata) che tuttavia non era in grado di attuare strategie di intervento tali da migliorare la prognosi del suo paziente. Questa visione della trombosi come epifenomeno della patologia neoplastica, scarsamente rilevante da un punto di vista clinico, sta ora cambiando radicalmente. Innanzitutto, gli attuali strumenti diagnostici rendono possibile l'individuazione di alcuni tumori in una fase assai precoce. Anche se ad oggi non è possibile affermare con certezza che una diagnosi precoce migliori la prognosi in tutte le neoplasie, non vi è dubbio che per molte di esse questo sia già vero, e lo sarà ragionevolmente nel prossimo futuro anche per le rimanenti. Le strategie terapeutiche nei confronti della trombosi nel paziente neoplastico sono state ampiamente rivalutate. Il notevole miglioramento nella prognosi ed il prolungamento medio della sopravvivenza nei pazienti neoplastici ha portato a ritenere la trombosi non più un'ineluttabile manifestazione terminale in un paziente assai compromesso, ma una complicanza da curare (e possibilmente prevenire) per migliorare in modo concreto la qualità e l'aspettativa di vita del paziente.

D'altro canto, proprio l'aggressività dei trattamenti che hanno migliorato la prognosi dei pazienti neoplastici (chemioterapia, radioterapia, ormoni, chirurgia), la possibilità di sottoporre a interventi chirurgici pazienti in condizioni più precarie e di età più avanzata, il frequente uso di mezzi di infusione come i cateteri venosi centrali, hanno determinato un aumento delle complicanze tromboemboliche e, di conseguenza, una maggiore consapevolezza ed attenzione della necessità di prevenirle e curarle adeguatamente. Infine vi è l'affascinante ipotesi che alcuni farmaci antitrombotici, vuoi per il loro effetto anti neo-angiogenico, vuoi per un'azione preventiva sulla formazione di metastasi, abbiano anche effetti antineoplastici. Alcuni dati sperimentali e, ciò che più conta, recentissime evidenze cliniche sembrano dare peso a tali teorie. Sono certo che la letteratura scientifica dei prossimi anni darà un notevole rilievo agli studi in questo settore.

Le mie riflessioni introduttive indicano chiaramente quanto la materia trattata in questo volume, il quarto della collana dedicata al tromboembolismo venoso, sia complessa ed affascinante, coinvolgendo competenze ed esperienze che vanno dalla ricerca di base alla clinica. Credo che nessuno potesse affrontare l'argomento meglio di Anna Falanga e dei suoi collaboratori. L'impegno posto sull'argomento, sia nella ricerca di laboratorio che in quella clinica, ha permesso alla Dottoressa Falanga di raggiungere, oltre che un ruolo di leadership riconosciuto a livello internazionale, una visione globale dei molti problemi che legano tumori e trombosi. Di tale ampia competenza si giova il lettore che non potrà fare a meno di apprezzare il rigore, la completezza e, allo stesso tempo, la capacità di sintesi che caratterizzano il volume.

Marco Moia

Indice

Prefazione V

Introduzione 1

Epidemiologia 3
   Il cancro occulto nei pazienti con TEV 5
   Il TEV come complicanza del cancro 7
   Le recidive di TEV nei pazienti con cancro 12
   Tromboembolismo arterioso e cancro 12
   Prognosi dei pazienti con TEV e cancro 16
   Alterazioni dei test di laboratorio 17

Patogenesi 19
   Meccanismi protrombotici della cellula tumorale 20
   Interazione delle cellule tumorali con le cellule vascolari 24

Diagnosi del tromboembolismo 28
   La diagnosi di TVP 28
   La diagnosi di EP 34

I farmaci anticoagulanti 38
   Eparina non frazionata (ENF) 39
   Eparine a basso peso molecolare (EBPM) 41
   Anticoagulanti orali (inibitori della vitamina K) 42
   Altri agenti anticoagulanti 43

La profilassi antitrombotica nei pazienti con cancro 45
   Profilassi in chirurgia 46
   Profilassi in corso di trattamenti antitumorali farmacologici
   (chemio/ormonoterapia) 48
   Profilassi delle trombosi da CVC 49

Terapia della trombosi venosa profonda 50
   Terapia delle recidive 53
   Il filtro cavale 53

Terapia della trombosi arteriosa e della coagulazione
intravascolare disseminata 54

Farmaci anticoagulanti e malattia neoplastica 55
  Eparine e cancro 56
  Meccanismi possibili 58
  Farmaci antagonisti della vitamina K (AVK) e cancro 59
  Meccanismo dell'effetto antineoplastico degli AVK 59

Bibliografia 61

Introduzione

La trombosi è una complicanza frequente delle neoplasie e rappresenta la seconda causa di morte in questi pazienti. Gli studi autoptici evidenziano un'incidenza molto elevata di malattia tromboembolica nei soggetti con cancro, particolarmente in quelli deceduti per tumori muco-secernenti del pancreas e del tratto gastrointestinale. Inoltre, studi istologici dimostrano la presenza di fibrina e aggregati piastrinici all'interno e intorno ai tessuti tumorali in molti tipi di tumore, suggerendo un'attivazione localizzata della coagulazione.

L'associazione tra malattia neoplastica e trombosi è nota da oltre un secolo e, fin dall'inizio, essa è apparsa avere un duplice significato. Infatti, non solo gli eventi trombotici possono essere una complicanza frequente nelle neoplasie, come riportato per la prima volta da Armand Trousseau nel 1865 [1], ma i meccanismi di attivazione della coagulazione possono anche interferire con la crescita e la metastatizzazione del tumore, come postulato da Billroth fin dal 1878 [2].

I disordini tromboembolici nei pazienti con cancro includono le trombosi venose e arteriose, le tromboflebiti migranti, l'embolia polmonare, l'endocardite trombotica non-batterica e le manifestazioni cliniche da attivazione sistemica della coagulazione, come le microangiopatie trombotiche e la coagulazione intravascolare disseminata (CID). Le trombosi localizzate sono più tipicamente associate ai tumori solidi, mentre le sindromi sistemiche accompagnano più comunemente le leucemie ed i tumori solidi ampiamente disseminati.

Tuttavia, anche in assenza di manifestazioni cliniche, i pazienti con neoplasie sia solide che ematologiche presentano quasi sempre anomalie dei test di laboratorio della coagulazione, che configurano una condizione subclinica definita "stato di ipercoagulabilità", caratterizzata da vari gradi di attivazione della coagulazione. È noto che circa il 90% dei pazienti presenta alterazioni di laboratorio dell'emostasi, mentre l'1-15% di essi sviluppa un quadro clinico di trombosi manifesto. I risultati dei test di laboratorio dimostrano che durante lo sviluppo di una neoplasia vi è un continuo *turnover* di formazione e rimozione di fibrina. La fibrina generata in eccesso può giocare un ruolo non solo nella trombogenesi, ma anche nella progressione del tumore, come sarà discusso più avanti in questa monografia. Pertanto gli interventi farmacologici per prevenire e bloccare i meccanismi della trombosi nei tumori possono potenzialmente influenzare anche la malattia tumorale.

Sebbene le manifestazioni trombotiche nei pazienti neoplastici possano coinvolgere sia il distretto arterioso che quello venoso, al momento le complicanze trombotiche venose sono meglio definite e studiate. Generalmente, i pazienti con tumore e tromboembolismo venoso (TEV) differiscono dai pazienti con solo TEV per vari motivi, fra cui la diversa patogenesi della trombosi, la maggiore frequenza delle recidive, la gestione clinica più complessa. Inoltre, tali pazienti, se sottoposti ad interventi chirurgici, presentano un maggior rischio di trombosi post-operatorie rispetto ai pazienti non-oncologici, così come l'assunzione di chemio- e ormonoterapia e la presenza di cateteri venosi centrali (CVC) influenzano significativamente il rischio di trombosi. Infine, i soggetti con cancro e TEV differiscono da quelli con solo TEV in quanto, durante il trattamento anticoagulante, hanno un rischio maggiore di avere sia recidive trombotiche che complicanze emorragiche, con conseguente peggioramento della qualità della vita.

Lo scopo di questa monografia è di riportare alcuni recenti sviluppi sulle conoscenze della biologia della cellula tumorale e della sua interazione con il sistema emostatico, e di fornire allo stesso tempo una versione aggiornata dei progressi in campo clinico, in particolare per quanto riguarda la definizione del rischio trombotico, la profilassi e la terapia della trombosi nel paziente oncologico.

Epidemiologia

Una valutazione esatta dell'entità del problema del TEV nei pazienti oncologici non è semplice. Molte delle prime informazioni derivano da studi autoptici o da studi di piccole serie di pazienti o da analisi retrospettive. Spesso in questi studi mancano i riferimenti alle terapie in corso, non è segnalata la presenza o meno di un CVC e manca, o non è riportata accuratamente, la descrizione degli eventuali altri fattori di rischio trombotico concomitanti. È importante tenere presente che ancora oggi la maggior parte dei dati sull'incidenza di TEV nei pazienti con cancro è derivata da studi retrospettivi oppure da studi prospettici non disegnati *ad hoc* per questo scopo.

In base a queste premesse è facile intuire che è ancor più difficile poter stabilire l'incidenza di TEV per singoli tipi di neoplasie. I dati più frequentemente riportati in letteratura si riferiscono ai tumori solidi *in toto* e in nessun caso è possibile definire l'incidenza del TEV in relazione alla sede e all'istotipo tumorale. Si può con buona ragione affermare che le nostre convinzioni sul tipo di tumore più frequentemente associato a trombofilia siano state influenzate dalla storica associazione fatta da Trousseau e, successivamente, anche da altri ricercatori, fra trombosi e tumori gastrointestinali, in particolare il carcinoma pancreatico. Numerosi *case-report* apparsi in letteratura hanno, infatti, suggerito che i tipi di tumore più comunemente associati alla trombosi sono quelli muco-secernenti (pancreas, stomaco, polmone). Uno studio retrospettivo di Lieberman e coll. [3] mostrava che nei maschi la trombosi era più frequente nei tumori del polmone e del pancreas, mentre nelle donne era più frequente nei tumori ginecologici, del colon-retto e del pancreas. È oggi ritenuto probabile che la distribuzione del tipo di tumore associato a trombosi coincida con la frequenza del tumore stesso nella popolazione generale. Tale concetto emerge dall'analisi degli studi clinici prospettici condotti di recente per valutare l'efficacia dei trattamenti (ad esempio eparina non frazionata [ENF] *versus* eparina a basso peso molecolare [EBPM]) per la terapia iniziale del TEV. In questi studi, sebbene non disegnati *ad hoc*, i pazienti vengono arruolati prospetticamente, secondo caratteristiche stabilite a priori, e circa il 20% dei soggetti è costituito da pazienti neoplastici. Nello studio prospettico, condotto da Levine e coll. [4], l'analisi del sottogruppo di pazienti con neoplasie indicava che le sedi più frequenti del tumore erano, negli uomini, la prostata, il colon-retto, il cervello e il polmone e, nelle donne, la mammella, l'ovaio e il polmone. Questo concetto è avvalorato anche da studi su grandi popolazioni di pazienti anziani con cancro e TEV: Levitan e coll. [5] hanno esaminato la diagnosi alla dimissione di 7238 pazienti (età maggiore di 65 anni) ricoverati nei reparti di Medicina con diagnosi di tumore e di trombosi venosa profonda (TVP) o embolia polmonare (EP). Le incidenze più alte erano riscontrate nel tumore ovarico, in quello cerebrale e in quello pancreatico. Pertanto, mentre i primi *case-report* suggerivano che i tumori muco-secernenti fossero quelli più associati a trombosi, attualmente si favorisce l'ipotesi che la frequenza di un dato tipo di tumore associato con la trombosi rifletta la frequenza di quel tumore nella popolazione.

In conclusione, è difficile avere una valutazione esatta del problema, tuttavia la nostra comprensione dell'epidemiologia del TEV nel cancro è stata, almeno in parte, recentemente chiarita, grazie all'aiuto di studi retrospettivi su grandi popolazioni e di studi prospettici di terapia della trombosi venosa (sopra citati) in cui erano inclusi pazienti con cancro e in cui l'*outcome* trombotico era accuratamente valutato.

Definire l'entità del fenomeno e valutarne la relazione con i trattamenti antitumorali, lo stadio della malattia, nonché il sito di origine del tumore primario, è fondamentale per poter sviluppare strategie atte a prevenire queste complicanze.

I dati epidemiologici attualmente disponibili possono aiutarci a chiarire almeno i seguenti tre quesiti:

1. Quale sia il rischio di un cancro occulto nei pazienti con TEV idiopatico rispetto a quelli con TEV secondario a cause note.
2. Quale sia il rischio di TEV nei pazienti con neoplasie già diagnosticate, in condizioni selezionate, in cui vi siano rischi aggiuntivi (ad esempio chirurgia, chemioterapia, CVC).
3. Quale sia il rischio di recidive di TEV, dopo un primo episodio trombotico, nei pazienti neoplastici rispetto ai pazienti non neoplastici.

Il cancro occulto nei pazienti con TEV

Gli studi disponibili in letteratura indicano che i pazienti con TVP idiopatica (cioè non secondaria ad alcuna causa nota) hanno un maggior rischio di avere una diagnosi di una neoplasia ancora occulta rispetto a pazienti con TVP secondaria a cause note (ad esempio interventi chirurgici, traumi, trombofilie, ecc.). Tali evidenze sono state ben dimostrate da uno studio prospettico pubblicato da Prandoni e coll. [6] che evidenziava un incremento significativo di diagnosi di neoplasie nel primo anno dopo un episodio di trombosi nei pazienti con TVP idiopatica rispetto ai pazienti con TVP secondaria. Tale rischio aumentava fino a dieci volte nel caso che la TVP idiopatica fosse recidivante (due o più episodi). Queste evidenze sono state ulteriormente rafforzate da recenti ampi studi retrospettivi condotti sui dati dei registri sanitari nazionali nella popolazione danese e in quella svedese [7, 8]. Questi studi hanno mostrato che il rischio di un tumore occulto può persistere fino a 10 anni dopo l'episodio trombotico. Ancora, Schulmann e coll. [9] in un recente studio prospettico, anche se non disegnato *ad hoc* per questo scopo, hanno dimostrato nuovamente che nei pazienti con TEV idiopatico vi è un rischio significativo di neoplasie occulte nel *follow-up* successivo.

Attualmente, in assenza di dati definitivi che dimostrino un vantaggio sulla sopravvivenza di uno screening estensivo per cancro occulto, l'atteggiamento clinico nei pazienti con TEV idiopatico è molto variabile e si diversifica nelle varie istituzioni. Generalmente viene praticato uno screening per cancro occulto, che può essere più o meno ampio. I pazienti che possono giovarsi maggiormente di uno screening estensivo sono quelli in cui test di routine risultino negativi. In caso di positività di questi test, infatti, la neoplasia si presenta già sintomatica e facilmente identificabile, pertanto la trombosi è secondaria ad una neoplasia nota e non rappresenta un epifenomeno di un tumore ancora occulto. Questa differenza è di particolare importanza per l'*outcome* del paziente. Uno screening di routine minimo può comprendere, oltre all'esame obiettivo generale ed un'attenta anamnesi, il test per il sangue occulto nelle feci, la radiografia del torace, la visita urologica nell'uomo e ginecologica nella donna. La richiesta di altri esami, come TAC, endoscopia digestiva, marcatori tumorali, viene più o meno applicata, secondo le istituzioni, ad un sottogruppo di pazienti con forte sospetto clinico di cancro occulto. In Italia è stato condotto uno studio prospettico denominato SOMIT (*Screening for Occult Malignancy in patients with symptomatic Idiopathic venous Thromboembolism*) che ha valutato l'efficacia di uno screening estensivo rispetto alla pratica di routine nel diagnosticare precocemente una neoplasia in pazienti con TEV idiopatico. Scopo ultimo dello studio era di verificare se la diagnosi precoce migliorasse le possibilità terapeutiche e la prognosi di questi pazienti. I risultati ottenuti su circa 200 pazienti arruolati nei due bracci dimostrano che uno screening estensivo è efficace nell'identificare precocemente una neoplasia occulta rispetto ad uno screening non estensivo. Inoltre, il test diagnostico più efficace è la TAC toraco-addominale che, con l'aggiunta di un'indagine gastroenterica (quale la ricerca di sangue occulto), sembra essere la combinazione migliore. Sulla base di questi risultati, sono stati programmati nuovi studi volti a valutare queste combinazioni di test diagnostici allo scopo di snellire e di standardizzare le procedure di screening.

Il TEV come complicanza del cancro

Come già sopra riportato, ad oggi non sono disponibili ampi studi epidemiologici che valutino in maniera specifica l'incidenza di TEV nei pazienti con cancro. Parte della difficoltà nel determinare tale incidenza è dovuta al fatto che i pazienti con cancro costituiscono una popolazione molto eterogenea, sia per tipo di tumore che per lo stadio clinico della malattia e il tipo di terapia.

Gli studi autoptici dimostrano che nei pazienti con cancro l'incidenza di TEV può essere anche del 50%, tuttavia gli studi ottimali per determinare la vera incidenza di TEV clinico nei pazienti neoplastici sono quelli prospettici su coorti ben definite di soggetti. In tal senso, sono oggi disponibili solo dati riguardanti alcune condizioni selezionate in cui vi siano chiari fattori di rischio aggiuntivi, come gli interventi chirurgici per la neoplasia, i trattamenti chemioterapici, la presenza di CVC.

Il rischio trombotico in chirurgia oncologica

I pazienti con neoplasie hanno un rischio di avere una TVP postoperatoria almeno due volte più elevato rispetto a pazienti non neoplastici sottoposti a interventi paragonabili per tecniche e durata [10]. Il rischio trombotico post-operatorio in assenza di profilassi può essere desunto dai dati dei pazienti (neoplastici e non neoplastici) arruolati nel braccio di controllo, non trattato, degli studi clinici di tromboprofilassi in vari tipi di chirurgia. Le analisi dei sottogruppi sono state possibili dal momento che i pazienti neoplastici costituiscono una proporzione importante del totale dei pazienti arruolati in questi studi. Le incidenze approssimative di TEV riportate nei pazienti oncologici, in assenza di profilassi, sono: 29% per la chirurgia generale, 20% per la chirurgia ginecologica, 41% per la chirurgia urologica, 50-60% per la chirurgia ortopedica e 28% per la neurochirurgia. Tuttavia, bisogna tener conto del fatto che in questi studi molte delle trombosi rilevate sono di tipo asintomatico (diagnosi flebografiche).

Ciononostante, l'*American College of Chest Physicians* include i pazienti sottoposti a chirurgia oncologica nella categoria a più alto rischio di trombosi post-operatoria e favorisce fortemente l'esecuzione della tromboprofilassi di routine in questi pazienti.

Il rischio trombotico associato ai farmaci antitumorali

L'associazione fra chemioterapia e trombosi è stata dimostrata in maniera inequivocabile dallo studio di Levine e coll. [11], in donne seguite prospetticamente nel corso di chemioterapia adiuvante per carcinoma mammario al II stadio somministrata per 12 o 36 settimane.

Il primo tentativo, tuttavia, di condurre una valutazione su ampia scala del rischio di trombosi in corso di chemioterapia è stato fatto analizzando, sia pur retrospettivamente, i dati degli studi clinici prospettici randomizzati di terapia del cancro in pazienti con carcinoma della mammella [12]. Da queste analisi emerge che l'incidenza di TEV è relativamente bassa (0.2%) in pazienti con tumore localizzato al I stadio (con linfonodi negativi). In questo stesso gruppo l'incidenza di TEV aumenta a 0.9% se le pazienti sono sottoposte a terapia con tamoxifene, e a 4.2% se insieme al tamoxifene viene somministrata anche chemioterapia. L'effetto trombogenico del tamoxifene è suggerito anche dai risultati di studi di prevenzione primaria in donne sane, considerate a rischio di sviluppare tumore della mammella, in cui il tamoxifene incrementa in modo significativo il rischio di TVP rispetto al gruppo placebo, soprattutto nell'età >50 anni. Nelle pazienti con tumore mammario il rischio di TEV aumenta di pari passo con lo stadio della malattia e con l'uso della chemioterapia. L'incidenza sale al 5-13% nelle pazienti con carcinoma al II stadio in trattamento chemioterapico, con picco nell'età post-menopausale. Il rischio è ancora più elevato se, insieme alla chemioterapia, vi è anche il tamoxifene. In donne con tumore metastatico (III e IV stadio) e in trattamento chemioterapico l'incidenza di trombosi è del 17.5%. Questi dati sono riassunti nella Tabella 1.

Tabella 1. Incidenza di tromboembolismo venoso (TEV) nel carcinoma della mammella

Stadio della malattia	Incidenza di trombosi* (%)	Terapia
I	0.1	Nessun trattamento
	1	Solo tamoxifene
	4.5	Tamoxifene + chemioterapia
II	0-1.6	Solo tamoxifene
	1.3-10	Sola chemioterapia
	3.1-9.6	Chemioterapia + tamoxifene
III/IV	15-17	Chemioterapia

* intervalli di incidenza di TEV sintomatico desunti da diversi e ampi studi prospettici, controllati e randomizzati

Pertanto, la terapia ormonale con tamoxifene, la chemioterapia, la terapia combinata (chemioterapia + tamoxifene), lo stadio della malattia e lo stato menopausale, hanno un impatto significativo (sebbene diverso) sull'incidenza del TEV nel carcinoma mammario. In altri tumori, a parte alcune eccezioni come il tumore ovarico ed i gliomi cerebrali, non sono disponibili valutazioni precise delle incidenze di trombosi nel corso di trattamenti antitumorali. È tuttavia verosimile che altri tipi di tumore, soprattutto in fase avanzata, presentino un rischio trombotico maggiore rispetto al carcinoma mammario nel corso di terapie antitumorali.

Le informazioni in altri gruppi di pazienti oncologici sono limitate, poiché la maggior parte dei dati proviene da piccole serie e da revisioni retrospettive. Von Tempelhoff e coll. [13] hanno riportato un'incidenza di TEV pari al 10.6% in donne con carcinoma ovarico avanzato in corso di chemioterapia. In altri studi, in pazienti con tumori del sistema germinativo che ricevevano chemioterapia, è stata osservata un'incidenza pari all'8.4%. Incidenze fra il 7 e il 28% sono state riportate in pazienti con gliomi cerebrali (grado istologico III e IV), e fra il 5 e il 10% in pazienti con linfoma di Hodgkin e non-Hodgkin in trattamento chemioterapico. I pazienti con leucemia acuta linfoblastica in terapia con L-asparaginasi hanno un rischio del 4% di sviluppare una trombosi vascolare cerebrale.

In conclusione, le stime maggiormente attendibili sull'incidenza di TEV in pazienti oncologici provengono da studi randomizzati di terapia antitumorale in donne con carcinoma della mammella. L'incidenza dipende dallo stadio della malattia, dal trattamento utilizzato e dalle condizioni di co-morbilità. Vi sono meno informazioni sull'incidenza di TEV in pazienti con altri comuni tipi di cancro nel corso dei trattamenti per la neoplasia.

Il rischio trombotico associato ai CVC

L'inserzione di CVC a lungo termine è comunemente utilizzata nei pazienti oncologici poiché facilita enormemente la gestione di questi pazienti (somministrazione di chemioterapia, nutrizione parenterale, trasfusioni, prelievi). Tuttavia, i CVC sono associati ad una considerevole morbilità, con una serie di complicanze secondarie. La maggiore di queste complicanze è la trombosi CVC-correlata, che può interessare la punta del catetere, la lunghezza del catetere, il vaso dell'arto superiore in cui è inserito il catetere, i vasi centrali del collo o del mediastino. La maggior parte dei trombi sono non-occlusivi e l'analisi del *time-course* indica che il maggior rischio di complicanze tromboemboliche si colloca nelle prime 6 settimane dopo l'inserzione del CVC [14].

La vera incidenza di trombosi da CVC nei pazienti oncologici è tuttavia incerta e varia molto, a causa del fatto che la maggior parte degli studi sono retrospettivi o di piccole dimensioni, le popolazioni di soggetti studiate sono molto diverse ed infine i test utilizzati per diagnosticare la trombosi da CVC sono difformi.

In generale, come prevedibile, l'incidenza di trombosi da CVC asintomatica è più alta rispetto a quella sintomatica. L'incidenza di eventi trombotici in pazienti con CVC è riportata fino al 30-40% per le trombosi asintomatiche, mentre varia dal 3 al 10% per gli eventi sintomatici.

In pazienti con trombosi sintomatica da CVC, l'incidenza di EP e di sindrome post-flebitica non è chiara. In due studi prospettici le incidenze di EP erano del 16% e 36% rispettivamente [15, 16].

I CVC con un lume più ampio e quelli con la punta posizionata distalmente alla vena cava superiore sembrano essere associati ad un'incidenza più alta di trombosi. Altri fattori che correlano positivamente con le trombosi da CVC comprendono l'infezione da catetere, l'infusione di agenti chemioterapici sclerosanti, la compressione estrinseca vasale da tumore o da linfoadenopatia e una storia precedente di TEV. Alcuni studi hanno riportato che l'inserzione del CVC nel lato sinistro è associato ad un maggiore rischio trombotico rispetto al lato destro, ma non vi sono evidenze certe in questo senso.

I pazienti con trombosi da CVC possono presentare una sintomatologia modesta oppure sintomi importanti, che vanno dal malfunzionamento del catetere, al rigonfiamento e dolore al braccio, dolore alla spalla, rigonfiamento della faccia o del collo, fino a sintomi da EP. Tutti questi sintomi sono tuttavia aspecifici e possono essere dovuti anche ad altre cause, come ad esempio la compressione estrinseca del vaso. Pertanto, sono necessari test oggettivi per diagnosticare la trombosi da CVC.

A causa dell'incertezza sulla reale incidenza di complicanze trombotiche CVC-correlate, è stato di recente condotto uno studio prospettico osservazionale, che ha coinvolto 8 centri ematologici italiani. Tale studio, denominato CATHEM (*CATheter related complications in HEMatological patients*), è stato disegnato per valutare e registrare le complicanze trombotiche da CVC sintomatiche in pazienti con neoplasie ematologiche. L'analisi dei risultati di questo studio è attualmente in corso.

Le recidive di TEV nei pazienti con cancro

Nei pazienti neoplastici rispetto a quelli non neoplastici il rischio di recidive di TEV è raddoppiato nei primi tre mesi dopo il primo episodio (in corso di trattamento con eparina e anticoagulanti orali).

Hutten e coll. [17] hanno analizzato le incidenze di recidive di TEV e di complicanze emorragiche, in pazienti con e senza tumore arruolati in due studi clinici randomizzati di paragone fra eparine a basso peso molecolare (EBPM) e eparina non frazionata (ENF) per il trattamento iniziale della TVP. Sono stati valutati 261 pazienti con neoplasia e 1038 senza neoplasia: le recidive di TEV erano pari al 27%/anno nel primo gruppo verso il 9%/anno nel secondo gruppo ($p=0.003$). L'importanza di tali dati è stata ulteriormente rafforzata dai risultati di un ampio studio di popolazione [18], in cui veniva paragonato l'*outcome* del trattamento anticoagulante in 95 pazienti con tumore verso 733 pazienti senza tumore. Le recidive di trombosi nei pazienti neoplastici erano pari al 6.8%, mentre erano 2.5% nei pazienti non neoplastici ($p=0.06$). L'evidenza più chiara è stata fornita di recente da uno studio prospettico su 842 pazienti consecutivi con TVP, trattati con eparina seguita da warfarina. Il rischio di recidiva di TEV nei 12 mesi di *follow-up* era significativamente aumentato nel gruppo di pazienti con tumore (20.7%), rispetto a quello senza tumore (6.8%) ($p=0.05$) [19].

È ragionevole pertanto valutare strategie alternative per la terapia anticoagulante al fine di prevenire le recidive del TEV nei pazienti con neoplasie.

Tromboembolismo arterioso e cancro

Nel paziente oncologico le complicanze del versante arterioso sono meno definite e studiate rispetto a quelle del versante venoso. Esse rappresentano il 10-30% di tutte le complicanze trombotiche. I pazienti neoplastici hanno gli stessi fattori di rischio di trombosi arteriosa dei pazienti non neoplastici paragonabili per età. Tuttavia, l'impressione generale che emerge, è che il rischio sia maggiore in presenza del tumore [20].

Nei pazienti con cancro è stata riportata una varietà di sindromi trombotiche arteriose. I siti più comunemente coinvolti sono la circolazione periferica arteriosa delle estremità superiori e inferiori e i vasi cerebrali. La diagnosi differenziale dei sintomi cerebrali include generalmente le metastasi e le emorragie. Tuttavia, non vi sono registri ben definiti di trombosi arteriose nei pazienti con cancro. Nello *Stroke Registry* dell'Ospedale del Sacro Cuore di Barcellona, su 1099 pazienti con un primo episodio cerebrovascolare, lo stroke rappresentava il sintomo di esordio di un tumore ematologico occulto nell'1% dei casi. I vasi mesenterici renali ed epatici rappresentano altri siti inusuali di trombosi arteriosa nei pazienti oncologici [21].

L'endocardite trombotica non-batterica (ETNB) è un'entità clinica tipica dei pazienti con cancro, è particolarmente frequente nelle sindromi mieloproliferative ma può essere osservata anche nei tumori solidi. L'embolia sistemica da ETNB rappresenta la principale causa di morbilità e mortalità in vari tipi di neoplasie. Essa rappresenta la manifestazione cardiaca di un'attivazione sistemica dell'emostasi presente nei pazienti con cancro ed è responsabile della formazione di emboli (vegetazioni) di piastrine e fibrina sulle valvole cardiache. Lo screening ecocardiografico prospettico di 200 pazienti, ambulatoriali e non selezionati, con tumore solido ha evidenziato nel 19% dei pazienti la presenza di vegetazioni valvolari cardiache (soprattutto a livello delle valvole mitrale e aortica) rispetto al 2% osservato nei controlli ($p<0.001$). Tali lesioni erano più frequenti nei pazienti con carcinoma del pancreas o del polmone e in pazienti con linfoma. Il tromboembolismo arterioso era diagnosticato nel 24% dei pazienti con vegetazioni, rispetto all'8% dei pazienti senza vegetazioni. Un altro studio condotto in pazienti con sindromi mieloproliferative ha dimostrato la presenza di anomalie valvolari ecocardiografiche nel 63% dei soggetti [22].

Sebbene la ETNB sia diagnosticata più frequentemente nei pazienti con tumore avanzato, sono stati descritti dei casi anche in pazienti con tumore localizzato od occulto. In serie autoptiche, la ETNB è stata osservata nello 0.9-1.3% di pazienti deceduti per cancro.

Le sindromi trombotiche arteriose sistemiche osservate nei pazienti oncologici sono la CID e la microangiopatia trombotica (MT), che si manifesta come porpora trombotica trombocitopenica (TTP) e sindrome uremica emolitica (SUE).

La CID è caratterizzata da un'attivazione vascolare diffusa della coagulazione, che porta alla deposizione intravascolare di fibrina e dal concomitante consumo di fattori della coagulazione e di piastrine, che può determinare emorragie potenzialmente fatali. Recentemente, uno studio clinico ha mostrato un'incidenza di CID del 7% in pazienti con tumori solidi e del 15-20% in pazienti con leucemia acuta. Nei pazienti leucemici l'incidenza di CID aumenta ulteriormente in corso di trattamento chemioterapico per l'induzione della remissione.

La CID può essere diagnostica in oltre il 95% dei pazienti con leucemia acuta promielocitica, al momento della diagnosi o dopo l'inizio della terapia per l'induzione della remissione. La coagulopatia associata alla leucemia acuta promielocitica è spesso vista come una delle forme più paradigmatiche di CID associata a tumore [23]. Questo disordine grave del sistema emostatico nella leucemia acuta viene considerato in qualche modo peculiare. Infatti, in questi casi, la CID è caratterizzata anche da una marcata iperfibrinolisi, che è tuttavia secondaria all'attivazione della coagulazione e alla deposizione di fibrina. Infatti, nel 15-25% dei casi l'autopsia rivela la presenza di trombosi diffuse.

Clinicamente la CID nel cancro ha una presentazione meno fulminante rispetto alla CID associata a sepsi e a trauma. Probabilmente, nel paziente con tumore l'attivazione della coagulazione è più graduale, ma anche più sistemica e cronica, rispetto a quella nei pazienti con sepsi o trauma, al punto che può procedere in modo asintomatico (senza segni clinici) per lunghi periodi di tempo. Questo processo può portare al consumo delle piastrine e dei fattori della coagulazione con conseguenti emorragie (per esempio al livello del tumore), che sono il primo sintomo clinico di una CID. Spesso il consumo dei fattori della coagulazione è compensato da un'aumentata sintesi epatica di questi fattori (nel caso in cui la funzione del fegato non sia compromessa) per cui la trombocitopenia può essere il segno prevalente della CID. La misurazione di marcatori plasmatici derivati dalla fibrina, come la fibrina solubile o i prodotti di degradazione della fibrina, può essere d'aiuto per stabilire la diagnosi in un setting di routine, tuttavia, nella CID associata al cancro non è stata finora stabilita la specificità di questi test [24].

La MT è stata osservata in molti tipi di tumori in particolare nell'adenocarcinoma gastrico, nel tumore della mammella, del colon e nel carcinoma a piccole cellule del polmone. Nella patogenesi di questa trombosi sono stati implicati dei farmaci chemioterapici quali il cisplatino, 2-CDA, e la bleomicina. La MT può essere causata anche da farmaci di supporto fra cui la ciclosporina A, l'FK-506 e i derivati dello zolfo. L'incidenza di TTP in 332 pazienti dopo trapianto allogenico di cellule staminali da non consanguinei era pari al 6% rispetto al 2% osservato nei trapianti da consanguinei. L'incidenza di mortalità dovuta a queste complicanze è estremamente elevata (86%) [25]. Il 21% di bambini leucemici sottoposti a trapianto di cellule staminali sviluppa una TTP ad una mediana di 46 giorni dal trapianto. Il rischio è più elevato nei pazienti che ricevono cellule staminali da donatore non consanguineo [26]. Recentemente, una carenza completa della proteasi che metabolizza il fattore von Willebrand è stata indicata come un fattore patogenetico importante nella TTP familiare. Tuttavia nei pazienti con neoplasia e MT si può osservare solo una carenza parziale di questa proteasi [27].

La gestione della TTP nei pazienti con cancro è la medesima rispetto ai pazienti senza cancro, tuttavia la prognosi, soprattutto nei pazienti con TTP dopo trapianto allogenico, è sfavorevole ed è resistente al trattamento con plasmaferesi. In questo settore il ruolo di farmaci alternativi come il defibrotide è sotto valutazione e al momento sembra dare risultati promettenti [28].

Prognosi dei pazienti con TEV e cancro

I pazienti con cancro e TEV hanno un'aspettativa di vita ridotta. Alcuni studi clinici di terapia antitrombotica in pazienti con TEV acuto hanno fornito informazioni sul numero di decessi nel sottogruppo di pazienti con neoplasie, durante il *follow-up* [29-31]. Tutti i pazienti con TEV acuto erano trattati con ENF o con EBPM seguiti da 3 mesi di terapia anticoagulante orale. I risultati di questa analisi indicano che i pazienti con cancro e TEV hanno un rischio di mortalità 4-8 volte superiore rispetto ai pazienti non neoplastici, indipendentemente dal trattamento antitrombotico ricevuto. Anche i risultati di alcuni studi di popolazione favoriscono questa osservazione. In uno studio di Heit e coll. [32] la presenza di una neoplasia era un fattore predittivo indipendente di ridotta sopravvivenza in pazienti con trombosi venosa acuta rispetto ai pazienti non neoplastici.

Recentemente, Sorensen e coll. [33] hanno pubblicato i dati di *follow-up* di uno studio in cui è stata valutata la prognosi di tre coorti di pazienti: (1) pazienti in cui il cancro era stato diagnosticato nel periodo di ospedalizzazione per TEV primario; (2) pazienti in cui il cancro era stato diagnosticato entro il primo anno di TEV; (3) pazienti in cui il cancro era stato diagnosticato da 1 a 17 anni dopo il TEV. Per ogni paziente con cancro e TEV, 10 pazienti controllo (senza TEV) erano paragonati per tipo di cancro, sesso ed età al tempo della diagnosi del tumore. La sopravvivenza ad 1 anno, per ognuna delle prime due coorti, era significativamente inferiore ($p<0.001$) rispetto al gruppo dei controlli (12 vs 36%, per la prima coorte; 38 vs 47%, per la seconda coorte).

Sebbene non sorprenda che i pazienti con cancro avanzato abbiano una prognosi sfavorevole, è degno di nota che l'insorgenza di un evento tromboembolico in un paziente con cancro sia predittivo di una ridotta sopravvivenza. Le possibili spiegazioni a questa osservazione potrebbero essere o che i pazienti neoplastici manifestano il tromboembolismo nelle fasi tardive della loro malattia, o che essi possono morire prematuramente per le complicanze trombotiche. È verosimile pensare che entrambe queste spiegazioni siano valide.

Alterazioni dei test di laboratorio

Secondo alcune casistiche, circa il 90% dei pazienti con tumori maligni presenta alterazioni di almeno uno dei test di routine della coagulazione. Le anomalie più frequentemente riportate sono: incremento di alcuni fattori della coagulazione (fibrinogeno, F-V, F-VIII, F-IX e F-X), aumento dei prodotti di degradazione del fibrinogeno/fibrina (FDP) e trombocitosi. Molti degli studi ad oggi pubblicati, tuttavia, sono riferiti a piccole serie di pazienti e sono basati su analisi retrospettive dei dati; inoltre spesso non forniscono indicazioni sufficienti sullo stadio della malattia né sulla presenza o meno di un trattamento chemioterapico. Una valutazione prospettica di test di routine della coagulazione, misurati in pazienti neoplastici arruolati in due ampi studi clinici prospettici, ha dimostrato che gli FDP ed il tempo di trombina sono aumentati rispettivamente solo nell'8% e nel 14% dei casi. Erano invece elevati il fibrinogeno nel 48% dei casi e la conta piastrinica nel 36% dei casi, confermandosi tra le anomalie di laboratorio dell'emostasi più frequenti in corso di neoplasie. Questi due parametri, inoltre, seguiti prospetticamente ad intervalli mensili, aumentavano in maniera proporzionale con la progressione della malattia. I risultati di questi due studi clinici confermavano che vi era una attivazione della coagulazione in questi pazienti, anche se non si verificavano episodi di CID o di trombosi conclamate. Recentemente nuovi e più sensibili test per la diagnosi di ipercoagulabilità sono divenuti via via disponibili nel laboratorio di coagulazione. Essi riflettono il grado di attivazione della coagulazione *in vivo*. Tali test dosano i prodotti finali delle reazioni coagulative nel plasma e comprendono i dosaggi di:

1. Prodotti di lisi del fibrinogeno/fibrina (ad esempio D-dimero, fibrinopeptide A).
2. Peptidi liberati durante le reazioni di attivazione di proenzimi a enzimi di fattori della coagulazione (frammento 1+2 della protrombina [F1+2], frammento di attivazione della proteina C, frammenti di attivazione del F-IX e del F-X).
3. Complessi enzima-inibitore, generati durante l'attivazione della coagulazione o della fibrinolisi (ad esempio complessi trombina-antitrombina [TAT], complessi plasmina-antiplasmina [PAP]).

Fra i metodi di studio del compartimento piastrinico, oltre ai parametri classici che comprendono il test di sopravvivenza delle piastrine, il test di aggregazione spontanea ed i test di "release" del fattore piastrinico 4 e della beta-tromboglobulina, vanno menzionati i nuovi dosaggi con anticorpi monoclonali di glicoproteine della membrana piastrinica (come la CD62 e la CD63) mediante analisi citofluorimetrica. Tali test sono utili per la rilevazione di piastrine attivate *in vivo*.

Altri test di possibile utilità negli studi degli stati di ipercoagulabilità sono rappresentati dai dosaggi di proteine del sistema fibrinolitico (plasminogeno, attivatore tessutale del plasminogeno [t-PA] e inibitori del t-PA [PAI-1]) e degli inibitori fisiologici della coagulazione (antitrombina, TFPI). Molti studi indicano che nella maggioranza dei pazienti neoplastici vi siano alterazioni di uno o più di questi test.

Tuttavia non esistono studi che abbiano stabilito il valore predittivo di trombosi di alcuno dei marcatori di ipercoagulabilità nel singolo paziente. Non vi sono, infatti, studi in cui siano stati valutati, negli stessi soggetti, in maniera prospettica, sia i livelli plasmatici dei marcatori che gli eventi trombotici (con test oggettivi). Uno studio pubblicato dal nostro gruppo [34], condotto su pazienti oncologici arruolati in un trial di profilassi eparinica peri-chirurgica, mostrava che i valori di TAT >3.5 ng/ml prima dell'intervento chirurgico si associavano ad un significativo rischio di trombosi post-operatorie, pari a 7.5 volte maggiore rispetto a quello di soggetti con cancro arruolati nello stesso studio, con livelli di TAT <3.5 ng/ml. Tali dati costituiscono un esempio di come affrontare sistematicamente questo problema. Tuttavia, è necessario che studi ampi di questi marcatori biologici siano condotti su pazienti arruolati nell'ambito di studi clinici prospettici randomizzati e controllati. Solo in tal modo sarà possibile poter rispondere definitivamente al quesito sull'utilità di questi marker di laboratorio per stabilire il livello di rischio nel singolo paziente, prima che venga sottoposto ad interventi chirurgici o a chemioterapia. È evidente che questa informazione è preziosa per poter individuare quei pazienti o gruppi di pazienti, che sono a rischio particolarmente elevato, nei quali è indispensabile attuare una profilassi oppure nei quali sono necessari regimi di profilassi diversi o più intensi.

Patogenesi

I meccanismi fisiopatologici alla base dell'attivazione della coagulazione e della diatesi trombotica nei pazienti con cancro sono molteplici ed includono sia fattori generali legati alla risposta dell'ospite al tumore, che proprietà specifiche delle cellule tumorali [35] (Tabella 2). La risposta dell'ospite al tumore comprende:
1. Processi di tipo infiammatorio, quale la reazione della fase acuta e la necrosi.
2. Alterazioni del metabolismo proteico, quale la paraproteinemia.
3. Disordini emodinamici, quali la stasi venosa da compressione estrinseca.

Tuttavia, un ruolo importante è attribuito alle proprietà pro-trombotiche espresse dalle stesse cellule tumorali che sono in grado di influenzare il sistema emostatico, sia mediante l'attivazione diretta della cascata coagulativa, che attraverso l'induzione del potenziale protrombotico delle cellule dell'ospite [36].

Tabella 2. Meccanismi di attivazione della coagulazione nei pazienti con tumore

Generali	Infiammazione
	Necrosi localizzata
	Reazione di fase acuta
	Disprotidemia
	Disordini emodinamici
Specifici	Attività delle cellule tumorali
	a. procoagulanti
	b. fibrinolitiche
	c. interazioni con le piastrine
	d. interazioni con i leucociti
	e. interazioni con le cellule endoteliali
	Neovascolarizzazione
	Terapie antitumorali (chemioterapia, radioterapia, ormonoterapia)

Meccanismi protrombotici della cellula tumorale

Le proprietà protrombotiche delle cellule tumorali possono essere classificate in due grandi categorie. La prima categoria è rappresentata da una serie di mediatori solubili rilasciati dalle cellule tumorali che includono sostanze procoagulanti, proteine fibrinolitiche e citochine infiammatorie. La seconda è costituita da alcune proprietà delle cellule tumorali che consentono loro di interagire con varie cellule dell'ospite coinvolte nella regolazione dell'emostasi, fra cui cellule endoteliali della parete vascolare, leucociti e piastrine. Tale interazione può essere di tipo diretto, se la cellula tumorale viene a stretto contatto con le cellule dell'ospite attraverso i meccanismi specifici di adesione cellula-cellula, oppure di tipo indiretto, se mediata dalle citochine tumorali. Queste interazioni inducono un fenotipo procoagulante e proadesivo nelle cellule dell'ospite. Nella Figura 1 sono rappresentate schematicamente tutte le proprietà sopra citate.

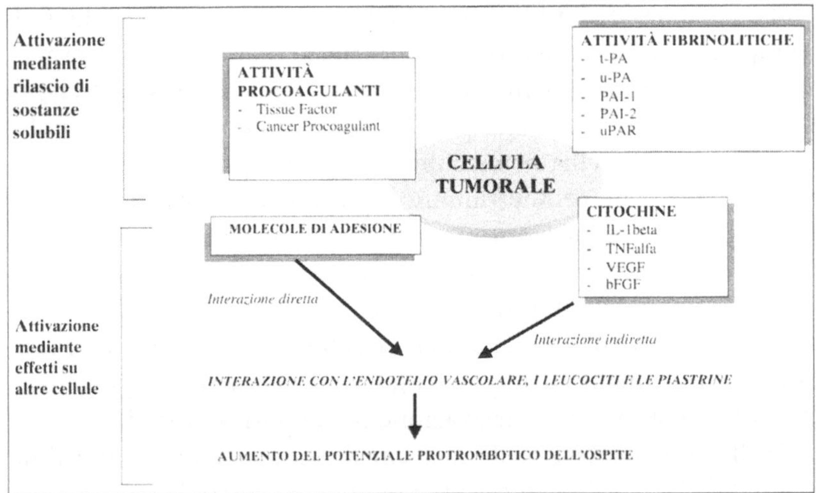

Fig. 1. Meccanismi di attivazione del sistema emostatico da parte della cellula tumorale

Sostanze procoagulanti, proteine fibrinolitiche e citochine tumorali

Sostanze procoagulanti tumorali. La produzione di sostanze ad attività procoagulante da parte delle cellule tumorali promuove la formazione e la deposizione di fibrina intorno alle cellule tumorali stesse, potenzialmente metastatiche, durante la loro permanenza nel circolo sanguigno e a livello dei siti di extravasazione e del microambiente extracellulare. Depositi di fibrina sono infatti descritti anche all'interno delle masse tumorali. I procoagulanti tumorali meglio caratterizzati sono: il *Tissue Factor* (TF) o tromboplastina tessutale e il *Cancer Procoagulant* (CP) [37].

Il TF è il principale attivatore della coagulazione in condizioni fisiologiche; è una glicoproteina di 47 KD che, in complesso con il fattore VII (F-VII) / FVII attivato (F-VIIa), attiva i fattori X (F-X) e IX (F-IX). L'espressione di TF da parte delle cellule normali (ad esempio cellule endoteliali e monociti) è strettamente controllata. Infatti, in condizioni fisiologiche, il TF non è espresso da queste cellule, ma viene indotto da sostanze proinfiammatore come le citochine (ad esempio, interleuchina 1 beta [IL-1beta] e fattore di necrosi tumorale alfa [TNF-alfa]) e le endotossine batteriche (ad esempio, lipopolisaccaridi). Al contrario, le cellule tumorali esprimono TF costitutivamente. Studi recenti hanno dimostrato che il TF è anche coinvolto nella progressione tumorale [38]. Il ruolo specifico del TF nella formazione delle metastasi tumorali è provato dal fatto che cellule tumorali non metastatiche, modificate sperimentalmente per esprimere alti livelli di TF, acquisiscono un fenotipo metastatico. Inoltre, un incremento dell'espressione di TF da parte di cellule tumorali ne aumenta la capacità di esprimere il fattore di crescita dell'endotelio vascolare (*Vascular Endothelial Growth Factor*, VEGF), una citochina proangiogenica che stimola la neovascolarizzazione nei tessuti tumorali.

Il CP è una proteasi cisteinica che attiva direttamente il F-X in assenza di F-VII. Questo procoagulante è espresso da cellule neoplastiche e da tessuti fetali (ad esempio, amnio-corion), ma non da cellule normalmente differenziate. È stato inoltre misurato nel siero di pazienti con tumore, soprattutto negli stadi iniziali della malattia.

Sia il TF che il CP sono stati identificati in svariati tumori di origine animale e umana. Negli ultimi anni, molti studi si sono focalizzati sull'attività procoagulante delle cellule leucemiche [23]. In particolare, è stato possibile caratterizzare entrambi i procoagulanti nei blasti di diversi sottotipi di leucemia acuta e si è visto che la massima espressione di queste attività si riscontra nel sottotipo M3, o leucemia acuta promielocitica (LAP), che è anche il sottotipo maggiormente associato a complicanze gravi, come la CID. Queste sostanze procoagulanti sono invece ridotte o assenti nelle cellule midollari dei pazienti che hanno raggiunto la remissione completa della malattia con la chemioterapia oppure con il trattamento differenziante con acido tutto-*trans* retinoico (ATRA). In particolare, l'ATRA induce la remissione completa della LAP ed una rapida risoluzione della grave coagulopatia tipica dell'esordio di questa leucemia. La riduzione dei procoagulanti tumorali, associata alla riduzione dei marcatori di ipercoagulabiltà nel plasma di questi pazienti e alla risoluzione dei segni clinici della coagulopatia, costituisce l'unico esempio che dimostra *in vivo* l'associazione stretta fra l'espressione di attività procoagulanti tumorali e complicanze cliniche trombotiche.

Proteine fibrinolitiche. Il sistema fibrinolitico degrada i depositi di fibrina in sede intra- ed extravascolare. A livello intravascolare la fibrinolisi svolge l'importante funzione di impedire un'eccessiva formazione di fibrina a seguito dell'attivazione della coagulazione del sangue, mentre a livello extra vascolare ricopre un ruolo di primaria importanza nell'interazione cellula-matrice e nei processi di penetrazione e invasione nei tessuti. Il prodotto finale del sistema fibrinolitico è la plasmina, un enzima generato in seguito all'attivazione di un precursore plasmatico, il plasminogeno, da parte di specifici attivatori, l'attivatore tessutale (t-PA) e l'urochinasi (u-PA). L'attività enzimatica del sistema è controllata da inibitori che agiscono sia a livello degli attivatori (inibitori del plasminogeno, PAI) che della plasmina (antiplasmine). La fibrinolisi è anche un elemento chiave nella biologia del tumore, poiché è coinvolta nei meccanismi di distacco della cellula tumorale dai siti d'origine, nei processi di neoangiogenesi e di mobilità e motilità cellulare [39]. Le cellule tumorali possono esprimere tutte le proteine che regolano il sistema fibrinolitico, come gli attivatori t-PA e u-PA, gli inibitori PAI-1 e PAI-2, e il recettore specifico dell'attivatore del plasminogeno (u-PAR). Quest'ultimo è in grado di legare tutte le varie componenti della fibrinolisi sulla superficie della membrana cellulare, catalizzando in tal modo l'attivazione locale della cascata fibrinolitica. Tra gli attivatori, l'u-PA è quello più largamente espresso all'interno delle lesioni maligne [40].

Le proteine della fibrinolisi sembrano avere anche un valore predittivo sulla sopravvivenza dei pazienti neoplastici. In particolare, nel carcinoma della mammella, l'u-PA e il PAI-1 sono fattori prognostici biologici importanti: vari studi hanno dimostrato che pazienti con bassi livelli di u-PA e PAI-1 presentano migliori dati di sopravvivenza rispetto a pazienti con livelli elevati di entrambi i fattori, soprattutto in pazienti con tumore localizzato e linfonodi negativi [41].

Citochine. Le citochine sono polipeptidi a basso peso molecolare che agiscono come mediatori pleiotropici dell'infiammazione. Studi clinici e sperimentali hanno suggerito che le citochine possono aver un ruolo anche nell'insorgenza delle anomalie dell'emostasi in varie patologie, inclusa la CID delle setticemie, la malattia veno-occlusiva epatica da trapianto di midollo osseo, lo stato protrombotico associato con l'aterosclerosi e la diatesi trombotica dei pazienti con cancro [42].

Le cellule tumorali producono citochine infiammatorie, quali TNF-alfa e IL-1beta, così come citochine angiogeniche, fra cui il VEGF e il fattore di crescita dei fibroblasti basico (b-FGF). Il ruolo del TNF-alfa e dell'IL-1beta nel regolare le varie proprietà emostatiche delle cellule endoteliali e dei monociti sarà chiarito nelle prossime sezioni. Il VEGF, oltre a svolgere un ruolo importante nella neo-angiogenesi indotta dal tumore, possiede anche la capacità di alterare significativamente le proprietà emostatiche di diverse cellule vascolari in prossimità del tumore [43]. Esso, infatti, può indurre l'espressione di TF da parte delle cellule endoteliali e dei monociti/macrofagi. È stato dimostrato che i macrofagi isolati da tessuti tumorali esprimono più TF rispetto ai macrofagi isolati da lesioni benigne e che l'endotelio associato al tumore esprime livelli più elevati di TF. Inoltre, mediante esperimenti di immunoistochimica, è stato evidenziato che il TF e il VEGF sono co-localizzati nei siti di angiogenesi tumorale. Nei pazienti con cancro, quindi, la regolazione della sintesi di VEGF da parte del TF nelle cellule tumorali e vascolari, fornisce un legame importante tra attivazione della coagulazione, infiammazione, trombosi e progressione tumorale.

Interazione delle cellule tumorali con le cellule vascolari

I pazienti neoplastici, com'è noto, presentano uno stato di iper-coagulabilità di base, anche in assenza di trombosi clinicamente manifeste. Tale stato è caratterizzato da anomalie di uno o più test di laboratorio dell'emostasi, che evidenziano una progressiva attivazione della coagulazione in conformità ai diversi stadi della malattia tumorale. Alcuni di questi parametri identificano lo stato di attivazione/perturbazione dei diversi compartimenti cellulari del sistema emostatico. Ad esempio, l'incremento in circolo dei livelli di fattore di von Willebrand, trombomodulina, E-selettina solubile, t-PA e PAI-1 indica l'attivazione del compartimento endoteliale e gli stessi parametri risultano alterati specialmente durante la chemioterapia e la terapia antiangiogenica. Allo stesso modo, altri parametri plasmatici indicano l'attivazione delle cellule mononucleate, dei leucociti polimorfonucleati (PMN) e delle piastrine. Infatti, tutte queste cellule entrano comunemente a far parte del *network* infiammazione-immunità e sono suscettibili all'attivazione da parte delle citochine tumorali.

Tumore e cellule endoteliali

L'endotelio vascolare, il monostrato continuo di cellule che riveste i vasi sanguigni e linfatici, possiede un importante ed ampio spettro di funzioni emostatiche, quali il controllo dell'emostasi primaria, della coagulazione e della fibrinolisi, ed è inoltre sede dell'interazione delle piastrine e dei leucociti con la parete vascolare [44].

In condizioni fisiologiche l'endotelio esprime proprietà anticoagulanti e fibrinolitiche che impediscono la formazione e la deposizione di fibrina assicurando così la fluidità del sangue. L'endotelio, inoltre, esprime sulla sua superficie alcune molecole adesive che consentono il ricircolo leucocitario fisiologico e aiutano il reclutamento iniziale dei leucociti durante l'infiammazione.

In corso di infiammazione, le cellule infiammatorie (linfociti, macrofagi, ecc.) producono e rilasciano in circolo una serie di citochine che inducono nelle cellule endoteliali una risposta metabolica complessa, mediante la trascrizione e la traduzione di molti geni. Tra i molti effetti prodotti vi sono:
1. Un'inversione delle proprietà antitrombotiche della superficie endoteliale in senso protrombotico, cioè favorenti la formazio-

ne di trombina, mediante aumento dell'espressione di attività procoagulante TF, e riduzione dell'anticoagulante trombomodulina, produzione del fattore attivante le piastrine (PAF), incremento della produzione dell'inibitore della fibrinolisi PAI-1.

2. Un'induzione della vasodilatazione e un aumento della permeabilità vasale, che rallentano il flusso ematico locale.

3. Un'aumentata espressione sulla superficie luminale delle cellule endoteliali di molecole di adesione per i leucociti circolanti, in particolare delle due molecole appartenenti alla superfamiglia genica delle immunoglobuline, ICAM-1 e VCAM-1, e di alcune molecole della superfamiglia genica delle selettine (E-selettina e P-selettina).

4. La produzione e il rilascio da parte delle cellule endoteliali di polipeptidi ad azione chemiotattica, quali IL-8, che agisce prevalentemente sui neutrofili, e MCP-1 (*Monocyte Chemotactic Protein-1*) che agisce prevalentemente sui monociti.

Le cellule tumorali, al pari delle cellule infiammatorie, sintetizzano e rilasciano citochine, come TNF-alfa e IL-1beta, che favoriscono, come sopra descritto, l'insorgenza di un fenotipo protrombotico endoteliale. L'aumento di espressione delle molecole di adesione endoteliali indotte dalle stesse citochine facilita inoltre l'adesione all'endotelio della cellula tumorale che esprime i rispettivi controrecettori. Questo fenomeno rappresenta un evento importante nella biologia del tumore poiché favorisce e precede l'extravasazione della cellula tumorale nei tessuti circostanti, sostenendo così la formazione di metastasi a distanza.

Fra le altre citochine va qui ricordato che le cellule tumorali rilasciano anche il VEGF, una citochina proangiogenica, che non solo stimola la formazione di nuovi vasi, ma induce anche l'espressione di TF da parte delle cellule endoteliali.

Tumore e leucociti

Le varie citochine e chemochine prodotte dalle cellule tumorali sono in grado di attirare i leucociti, che costituiscono parte integrante dell'infiltrato cellulare della massa tumorale. Dati recenti evidenziano che l'infiammazione è un elemento critico nella progressione tumorale [45]. La componente infiammatoria di una neoplasia può includere varie popolazioni leucocitarie, fra cui i granulociti neutrofili, le cellule dendritiche, i macrofagi, i mastociti ed i linfociti. Studi *in vitro* e sperimentali hanno dimostrato che le citochine tumorali possono attivare la funzione dei granulociti neutrofili attraverso l'aumento delle molecole di adesione, che favoriscono il legame del leucocita alla cellula tumorale e facilitano la migrazione di tale aggregato attraverso l'endotelio. Le citochine infiammatorie tumorali possono contribuire inoltre alla stimolazione dei monociti, che una volta attivati sono in grado di esporre il TF sulla loro superficie cellulare e possono così attivare i meccanismi della coagulazione. Tali meccanismi sono provati dai risultati di studi sia *in vitro* che *in vivo*, che dimostrano che: le cellule tumorali possono indurre l'espressione di TF da parte dei monociti, i monociti/macrofagi associati al tumore esprimono livelli di TF significativamente più elevati rispetto ai controlli isolati da altre sedi, e infine i monociti circolanti isolati da pazienti con tumore possiedono attività procoagulante di tipo TF più elevata rispetto a soggetti sani di controllo. Così come descritto per le cellule endoteliali, anche questo meccanismo ha un ruolo importante nell'attivazione localizzata della coagulazione, con conseguente deposizione di fibrina nei tessuti tumorali.

Tumore e piastrine

Nei pazienti con tumore vi è attivazione anche del compartimento delle piastrine, come indicato dall'aumentata espressione di marcatori di attivazione piastrinica, sia sulla membrana cellulare (ad esempio P-selettina, CD63) che in circolo. Questi pazienti presentano altresì un aumentato *turnover* e una diminuita sopravvivenza delle piastrine, che potrebbero essere causati da una più elevata distruzione delle membrane lisosomiali e da un aumentato consumo piastrinico dovuto all'attivazione cronica della coagulazione.

Studi clinici e sperimentali dimostrano che le piastrine possono anche svolgere un ruolo nella disseminazione del tumore attraverso il circolo sanguigno [46]. La prova più convincente viene da studi condotti in modelli animali, in cui la trombocitopenia indotta sperimentalmente riduce le metastasi ematogene, un effetto che può essere invertito dalla reinfusione di piastrine. Il reclutamento delle piastrine da parte delle cellule tumorali può avvenire tramite l'attivazione delle piastrine sia per contatto diretto, che attraverso il rilascio di mediatori. Una volta attivate, le piastrine aumentano la propria capacità di aderire alle altre cellule vascolari (endotelio e leucociti) così come alle cellule tumorali.

Diagnosi del tromboembolismo

La trombosi venosa profonda (TVP) e l'embolia polmonare (EP) sono le complicanze trombotiche venose più frequenti nei pazienti con tumore. Poiché la diagnosi clinica di tali complicanze basata esclusivamente sui segni e sintomi clinici è poco sensibile e specifica, è fondamentale che tale diagnosi sia confermata da test oggettivi. Questo problema è ancora più importante nei pazienti neoplastici, i quali spesso presentano delle condizioni di co-morbilità che "mimano" il TEV e rendono, quindi, ancora più difficile una diagnosi definitiva.

La diagnosi di TVP

La venografia con mezzo di contrasto rimane lo standard di riferimento per la diagnosi di TVP. Gli attuali mezzi di contrasto iniettabili, di tipo non ionico, garantiscono la sicurezza e l'innocuità della procedura, che permette di poter visualizzare tutte le principali vene profonde e superficiali dalla caviglia fino alla vena cava inferiore. Il criterio ritenuto da tutti più valido per confermare flebograficamente la presenza di TVP è la diretta dimostrazione radiologica del trombo che si evidenzia come un difetto costante di riempimento di almeno due diverse proiezioni. La venografia non è tuttavia il test ideale di primo impiego nella routine clinica poiché è un esame invasivo, è piuttosto costosa per le apparecchiature ed il tempo di esecuzione, e richiede un'ottima esperienza dell'operatore sia in fase di esecuzione che di interpretazione. Per tali motivi, le tecniche di tipo non invasivo stanno progressivamente sostituendo la venografia, che sta diventando un esame complementare e viene eseguita nella valutazione del paziente quando il reperto ecografico è equivoco [47]. Le tecniche di tipo non invasivo includono la pletismografia, l'ultrasonografia doppler, l'ecografia, l'eco-doppler e l'eco-color-doppler.

Diversi studi di gestione del paziente hanno dimostrato che in pazienti non selezionati, che si presentano con un primo episodio di sospetta TVP, le strategie diagnostiche che includono la probabilità clinica pre-test, l'ultrasonografia venosa e il dosaggio del D-dimero plasmatico, un prodotto di degradazione della fibrina stabilizzata, possono validamente assistere nella diagnosi della trombosi. Il successo di questi algoritmi dipende ovviamente dall'appropriata stratificazione dei pazienti nei diversi gruppi di rischio, dall'elevata sensibilità e specificità dell'ultrasonografia venosa e dall'elevato valore predittivo "negativo" del dosaggio del D-dimero.

Sono stati proposti diversi sistemi volti a quantificare la probabilità clinica di TVP nei singoli pazienti. In particolare, alcuni autori hanno elaborato un sistema a punteggio che permette di identificare 3 categorie di probabilità clinica: elevata, intermedia e bassa [48]. Tale sistema combina dati anamnestici (malattia neoplastica, immobilità degli arti inferiori, allettamento), dati desunti dall'esame fisico del paziente (dolore, edema, collateralizzazione venosa) e il giudizio circa la possibilità di una diagnosi alternativa (Tabella 3). Le diagnosi alternative più frequenti sono: la cellulite, la flebite superficiale, la rottura di cisti di Baker e altri problemi muscolo-scheletrici. Tuttavia, la valutazione clinica non è di per sé sufficiente e richiede test aggiuntivi.

Tabella 3. Schema per la valutazione di probabilità clinica di TVP mediante lo *score* di Wells [48]

Caratteristiche cliniche	Punteggio
Cancro attivo (terapia attuale; <6 mesi; palliativa)	+1
Paralisi, paresi, recente ingessatura arti inferiori	+1
Allettamento recente >3 giorni o chirurgia maggiore entro 4 settimane	+1
Dolorabilità localizzata (lungo la distribuzione del sistema venoso profondo)	+1
Edema di un intero arto inferiore	+1
Edema al polpaccio >3 cm (rispetto all'arto inferiore asintomatico), (misurare 10 cm sotto la tuberosità tibiale)	+1
Edema improntabile (maggiore nell'arto sintomatico)	+1
Presenza di vene superficiali collaterali (non varicose)	+1
Diagnosi alternativa con probabilità uguale o maggiore a quella di TVP	-2

Probabilità clinica (sommare il punteggio):

- Elevata	(pari a circa il 75% di TVP attesa)	se punteggio ≥3
- Intermedia	(pari a circa il 17% di TVP attesa)	se punteggio =1-2
– Bassa	(pari al 3-5% di TVP attesa)	se punteggio ≤0

L'ultrasonografia (ecografia B-modale, duplex e doppler) è la metodica non invasiva di prima scelta per la diagnosi di TVP prossimale degli arti inferiori (trombosi dei segmenti venosi dalla vena poplitea in su). Un segmento non comprimibile della vena poplitea o di vene più prossimali è considerato diagnostico per TVP prossimale. L'ultrasonografia a compressione o duplex ha una sensibilità del 95% ed una specificità del 96% nella diagnosi della trombosi prossimale sintomatica, ed una sensibilità e specificità di circa il 60-70% per la trombosi isolata della vena del polpaccio [49]. L'ultrasonografia è un test diagnostico valido, poiché economico, non-invasivo e rapidamente disponibile, tuttavia è poco accurato nella diagnosi di trombosi isolate distali. A questa limitazione si può ovviare eseguendo studi ultrasonografici entro una settimana dal primo accertamento per rilevare l'eventuale estensione prossimale di una trombosi non diagnosticata della vena del polpaccio.

Il dosaggio del D-dimero è stato introdotto come test alternativo o aggiuntivo all'ultrasonografia da circa vent'anni. I vari test per il dosaggio del D-dimero disponibili in commercio misurano i livelli di D-dimero presenti in un campione di sangue, utilizzando metodi qualitativi o quantitativi. Tuttavia il D-dimero è un prodotto di degradazione della fibrina stabilizzata, e pertanto elevati livelli di questo marcatore possono essere riscontrati, oltre che nella trombosi acuta, anche in corso di neoplasie, gravidanza e infezioni. Tale test è quindi molto sensibile, ma poco specifico, ed ha un valore predittivo negativo $\geq$97%: vale a dire che un risultato negativo del D-dimero esclude con elevato grado di certezza la diagnosi di TVP [50].

La diagnosi di TVP nei pazienti con cancro

La Figura 2 illustra un algoritmo standard per la diagnosi di TVP nei pazienti con cancro. Tutti i pazienti con tumore dovrebbero essere valutati clinicamente al fine di stabilire la probabilità pretest di trombosi seguita dall'ultrasonografia. In un paziente che presenta una probabilità clinica moderata o alta, un risultato positivo all'ultrasonografia conferma la diagnosi di TVP acuta; mentre, in un paziente che presenta una probabilità clinica bassa, un risultato negativo agli ultrasuoni esclude la TVP.

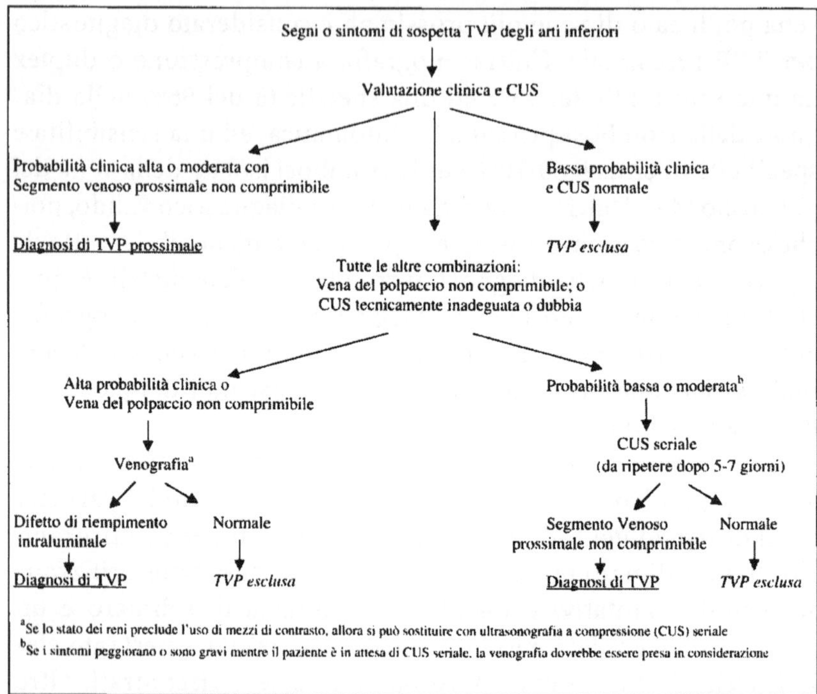

Fig. 2. Algoritmo per la diagnosi di TVP nei pazienti con tumore

Non è invece possibile diagnosticare o escludere in maniera affidabile la TVP in tutte le altre combinazioni di probabilità pretest e risultati dell'ultrasonografia. Per esempio, in un paziente con un'alta probabilità clinica e ultrasuoni negativi, si raccomanda l'esecuzione di una venografia; mentre in un paziente con probabilità clinica moderata o bassa, è invece raccomandabile ripetere serialmente l'analisi ultrasonografica entro una settimana. Come prima riportato, nei pazienti non oncologici, la negatività del test del D-dimero è utile nello stabilire quali di questi pazienti a media o bassa probabilità "non richiedono" la ripetizione di un'ultrasonografia. Nei pazienti oncologici, tuttavia, il ruolo del D-dimero è, come prevedibile, molto più incerto, dato che la maggior parte di questi pazienti risulta positiva a questo test. Inoltre, la maggioranza degli studi di valutazione degli algoritmi diagnostici ha incluso un numero limitato di pazienti con tumore; perciò i risultati complessivi che emergono da questi studi riflettono essenzialmente l'accuratezza dei test diagnostici nei pazienti non affetti da tumore. È quindi possibile che nei pazienti oncologici tale accuratezza sia diversa. Infatti, i pazienti oncologici non solo hanno un rischio trombotico più elevato, ma possiedono una serie di caratteristiche cliniche uniche, non previste nel modello di valutazione clinica, che possono potenzialmente interferire con la qualità tecnica dei test diagnostici. Ad esempio non è previsto che un paziente con tumore metastatico in chemioterapia abbia un rischio maggiore di sviluppare TEV rispetto ad un paziente con una neoplasia ad uno stadio più precoce e che non riceva alcun trattamento. Inoltre, le condizioni di co-morbilità legate al tumore possono interferire con la diagnosi di TEV. In un paziente con tumore (ad esempio linfoma) che presenta una gamba gonfia ed un'estesa adenopatia inguinale, il rigonfiamento potrebbe essere dovuto alla compressione venosa e linfatica estrinseca, ma potrebbe anche essere causato da una TVP determinata dalla stasi venosa. La compressione venosa estrinseca operata dalla massa tumorale può inoltre ostruire il flusso venoso e produrre un risultato "falso-positivo" all'indagine ecografica.

La specificità del test del D-dimero è più bassa nei pazienti con cancro poiché la presenza della sola neoplasia può determinare un risultato positivo. Inoltre, l'alta prevalenza di trombosi nella popolazione oncologica riduce il valore predittivo negativo del D-dimero. Questo è particolarmente importante quando l'analisi è condotta con metodi moderatamente sensibili, quali il *SimpliRED D-Dimer*. La ridotta accuratezza di questo test nei malati di cancro è stata dimostrata da una meta-analisi nella quale l'incidenza di falsi-negativi partiva dal 3% nei malati non-oncologici e saliva fino al 21% nei pazienti con tumore. Tale variabilità era dovuta a differenze sostanziali nella prevalenza di trombosi e nella specificità fra i due gruppi di pazienti.

In conclusione, gli algoritmi basati su modelli clinici sicuri e test oggettivi per la diagnosi di TVP possono essere meno accurati nei pazienti con tumore. Nel caso in cui il giudizio clinico diverga dai risultati dei test non invasivi, sarebbe opportuno eseguire ulteriori test con ultrasonografia seriale o venografia a contrasto.

La diagnosi di EP

A tutt'oggi, diagnosticare l'EP in modo accurato rimane problematico. La EP si presenta con un quadro clinico variabile e, spesso, per confermarne la diagnosi è necessario ricorrere ad una serie di esami. A differenza della TVP, infatti, non esiste un semplice modello clinico validato per la diagnosi di EP. Inoltre, nessuna delle tecniche ad immagine attualmente disponibili è così affidabile o accurata, per la diagnosi di EP, quanto è l'ultrasonografia per la diagnosi di TVP.

I pazienti con EP presentano spesso i classici sintomi clinici di dolore al torace, difficoltà respiratoria ed emottisi. Tuttavia, questa sintomatologia si associa frequentemente ad altri disordini cardiorespiratori, come polmoniti virali o batteriche, crisi di asma o broncopneumopatie croniche ostruttive, eventi coronarici ischemici, insufficienza cardiaca congestizia. Nei pazienti oncologici le diagnosi alternative possono includere anche il tumore primario polmonare, le metastasi polmonari e la carcinomatosi linfoangitica.

Molti medici basano la loro diagnosi sulla storia clinica, sull'esame fisico e su alcune semplici indagini (come la radiografia del torace, l'emogasanalisi, e l'elettrocardiogramma) al fine di avere un quadro indicativo della probabilità di EP. Questo è stato l'approccio utilizzato dallo studio PIOPED (*Prospective Investigation Of Pulmonary Embolism Diagnosis study*, [51]), il quale ha dimostrato che la valutazione clinica correlava positivamente con i dati della scintigrafia polmonare con ventilazione/perfusione (V/P). Recentemente sono stati pubblicati alcuni studi che hanno esaminato modelli di valutazione clinica formale.

Le tecniche ad immagine oggi disponibili per la diagnosi di EP includono: la scintigrafia polmonare con V/P, l'angiografia polmonare, la TAC spirale e l'angiografia con risonanza magnetica (RM). In particolari situazioni vengono utilizzate anche l'ultrasonografia venosa e il dosaggio del D-dimero. Tuttavia, tutte le tecniche elencate presentano limitazioni. La scintigrafia polmonare con V/P non è disponibile ovunque e, anche quando lo è, può non essere diagnostica in una percentuale elevata di casi, talora anche del 70%. L'angiografia polmonare rimane l'esame standard di riferimento, ma è tecnicamente impegnativa ed invasiva, ed è associata ad un'incidenza di complicanze maggiori pari allo 0.5% e di mortalità dello 0.1%. Inoltre, al pari della scintigrafia polmonare con V/P, l'angiografia è disponibile solo presso alcuni centri. La TAC spirale non è considerata abbastanza sensibile per evidenziare gli emboli polmonari periferici al di sotto delle arterie segmentali e presenta controindicazioni nell'insufficienza renale e cardiaca, poiché i pazienti sono esposti a dosi medio/alte di mezzo di contrasto. L'angio-RM è in corso di valutazione e i risultati preliminari sono promettenti, tuttavia rappresenta ancora un'indagine costosa e poco disponibile.

L'eco-doppler del circolo venoso degli arti inferiori viene spesso utilizzata nei casi dubbi per confortare la diagnosi di EP, poiché un risultato positivo di una TVP in atto o recente è fortemente suggestivo di una EP consensuale. Alternativamente, se l'eco-doppler è negativo, non è ritenuto indicato un trattamento anticoagulante in pazienti con probabilità clinica e scintigrafica medio-bassa. Tali pazienti vanno seguiti con ultrasonografie seriate.

Date le limitazioni pratiche e di accuratezza della scintigrafia V/P, vi è stato un interesse crescente verso altre tecniche ad immagine. In particolare, la TAC spirale ha avuto molti consensi poiché è facilmente disponibile in molti centri e poiché i risultati iniziali sono stati molto promettenti. Tuttavia, successive valutazioni e meta-analisi ne hanno mostrato alcuni limiti importanti. Essa, infatti, è molto specifica per la diagnosi di EP quando il difetto di riempimento intraluminale riguarda i vasi polmonari centrali, ma non possiede una elevata sensibilità per gli emboli dei vasi subsegmentali e quelli più piccoli. Quindi, un risultato negativo non è sufficiente per escludere la diagnosi di EP, talora in circa il 30% dei casi.

Anche il dosaggio del D-dimero ha un ruolo definito nella diagnosi di EP. I dati ad oggi disponibili dimostrano che un risultato negativo ottenuto con un metodo ELISA sensibile è affidabile per escludere la EP acuta. Altri studi suggeriscono che il dosaggio del D-dimero, effettuato con un metodo meno sensibile, quale il SimpliRED, è utile nell'escludere la EP se utilizzato in combinazione con il modello della probabilità clinica. Tuttavia, nuovamente, i livelli di D-dimero potrebbero non essere affidabili e utili nel diagnosticare la EP nei pazienti ospedalizzati.

La diagnosi di EP nei pazienti con cancro

Nelle Figure 3 e 4 sono mostrati due algoritmi che utilizzano diverse combinazioni di accertamenti clinici e oggettivi. I due approcci sono basati sulla disponibilità della scintigrafia V/P presso il centro che esegue la diagnosi. Come per la diagnosi di TVP, è importante correlare la probabilità clinica di EP con i risultati dei test oggettivi. Le limitazioni dei test per la diagnosi di EP possono essere ancora più problematiche nei pazienti oncologici. Infatti, molti pazienti con tumore possono presentare alterazioni polmonari, come metastasi o polmoniti, che possono invalidare i risultati della scintigrafia V/P e, pertanto, sottostimare il reale numero di EP. Inoltre, la presenza di una ridotta funzionalità renale, caratteristica di molti pazienti con tumore, rende sconsigliabile l'esecuzione di test diagnostici basati sulla somministrazione di quantità elevate di mezzo di contrasto. Non esistono al momento studi *ad hoc* per valutare l'accuratezza di un test diagnostico di EP nei pazienti neoplastici.

In conclusione, nell'ultimo decennio, la diagnosi della TVP è stata semplificata grazie ai vantaggi forniti dalla tecnologia non invasiva e dall'uso di modelli di probabilità clinica standardizzati. Tuttavia, poiché gli studi sui test diagnostici non invasivi

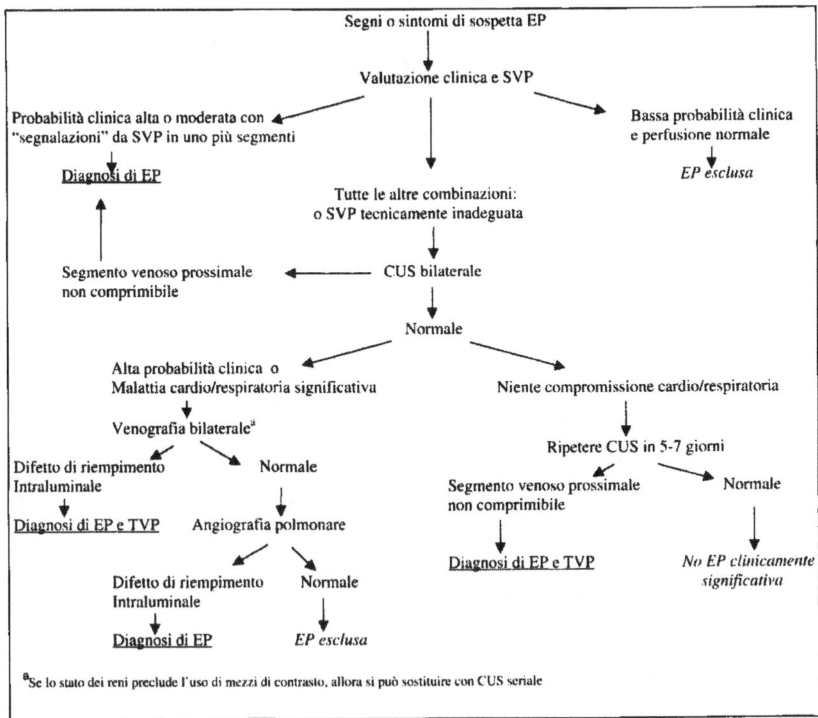

Fig. 3. Algoritmo per la diagnosi di EP nei pazienti con tumore adoperando la Scintigrafia a ventilazione/perfusione *(SVP)*

hanno incluso solo un numero limitato di pazienti con cancro, i dati sull'utilità e l'accuratezza di questi test potrebbero essere meno applicabili a questo tipo di pazienti, soprattutto in coloro che presentano altri fattori di comorbidità. In ogni caso, l'ultrasonografia venosa rappresenta il test oggettivo di prima scelta nei pazienti neoplastici con TVP. La diagnosi può essere posta correttamente, nella maggior parte dei pazienti alla presentazione, con l'ultrasonografia in combinazione con la valutazione della probabilità clinica ed il dosaggio del D-dimero.

La diagnosi di EP si basa sull'uso di complessi algoritmi diagnostici che comprendono la probabilità clinica, la scintigrafia V/P, l'ultrasonografia degli arti inferiori e il dosaggio del D-dimero. La TAC

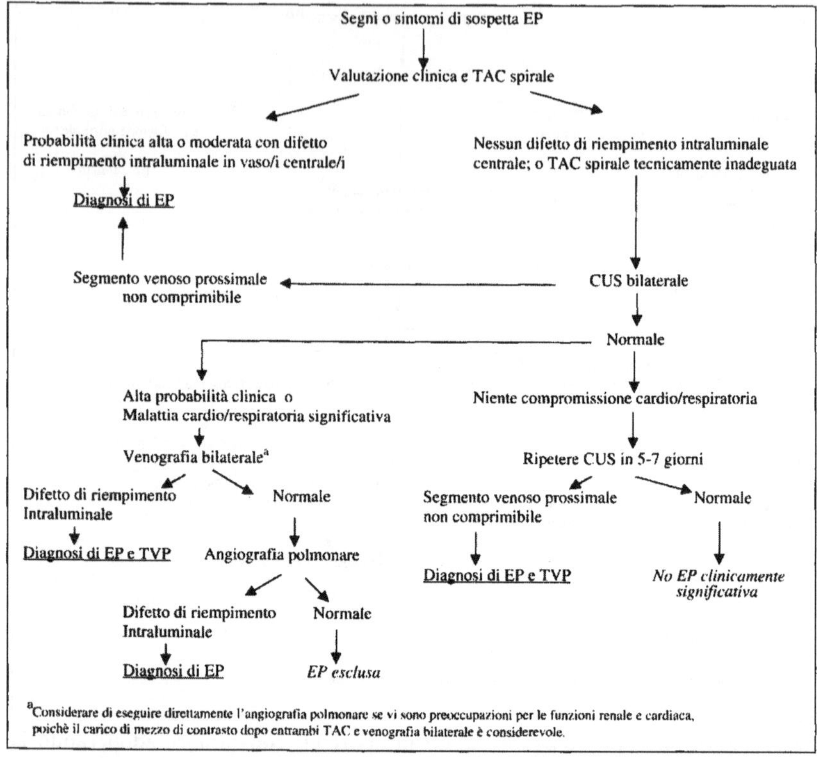

Fig. 4. Algoritmo per la diagnosi di EP nei pazienti con tumore adoperando la TAC spirale (quando la scintigrafia a ventilazione/perfusione non sia disponibile)

spirale ha una limitazione per quanto riguarda la bassa sensibilità nel rivelare trombi subsegmentali e quelli più periferici.

I farmaci anticoagulanti

La terapia anticoagulante è il trattamento di prima scelta per il TEV acuto. Per decenni, ENF somministrata per via parenterale e i derivati cumarinici orali hanno rappresentato gli unici farmaci disponibili. Tuttavia, durante gli ultimi 5–10 anni, si sono verificati sensibili cambiamenti nel trattamento della trombosi, sia nell'ambito clinico che in quello farmacologico. In particolare, vanno menzionati l'introduzione delle EPBM, che hanno largamente rimpiazzato la ENF come terapia di scelta per il trattamento iniziale del TEV, e lo sviluppo di nuovi farmaci antitrombotici che hanno come bersaglio diversi fattori della cascata coagulativa.

Eparina non frazionata (ENF)

La ENF è costituita da glicosaminoglicani con un peso molecolare medio di 15 000 daltons (range 5 000-30 000 D). Essa esercita il suo effetto anticoagulante catalizzando l'inibizione di fattori della coagulazione da parte dell'antitrombina che è il maggiore anticoagulante naturale presente nel plasma. La ENF si lega all'antitrombina mediante un sito costituito da una sequenza di cinque unità saccaridiche (pentasaccaride), formando un complesso eparina-antitrombina, che è in grado di inattivare rapidamente la trombina e altri fattori della coagulazione attivati, come F-IXa, F-Xa, F-XIa e F-XIIa. Inoltre, a concentrazioni molto elevate, la ENF può catalizzare l'inattivazione della trombina anche da parte del fattore eparinico II, un altro anticoagulante naturale.

Per l'inattivazione della trombina da parte dell'antitrombina, la ENF deve legare simultaneamente sia l'antitrombina che la trombina, formando un complesso ternario. A tal scopo è necessario che una molecola di eparina abbia una lunghezza di almeno 18 unità saccaridiche, inclusa la sequenza pentasaccaridica ad elevata affinità. Al contrario per l'inattivazione del fattore Xa non è necessario che l'eparina leghi simultaneamente il fattore Xa e l'antitrombina. Pertanto, anche catene molecolari "corte", ma che posseggano la sequenza pentasaccaridica (come ad esempio quelle contenute nelle EPBM), sono in grado di accelerare l'inibizione del fattore Xa (ma non della trombina).

L'ENF può essere somministrata per via endovenosa (e.v.) o sottocutanea. La biodisponibilità della ENF somministrata sottocute è ridotta e quindi sono richiesti dei dosaggi maggiori per raggiungere gli stessi livelli plasmatici che si ottengono dopo somministrazione e.v.

L'ENF tende a formare legami non-specifici con le proteine

plasmatiche e con le membrane cellulari di piastrine ed endotelio. Questo contribuisce a ridurre la quantità di eparina disponibile per il legame con l'antitrombina ed inoltre, poiché i livelli plasmatici di proteine variano da paziente a paziente e a volte aumentano durante le reazioni della fase acuta, la dose-risposta alla ENF è variabile e non è prevedibile. I processi di *clearance* influiscono ulteriormente sulla variabilità del metabolismo dell'eparina. Pertanto, quando il farmaco è utilizzato per il trattamento del TEV acuto, è necessario monitorare il suo effetto anticoagulante con un test di laboratorio, al fine di ottimizzare l'efficacia e ridurre al minimo il rischio emorragico.

Altri due effetti collaterali significativi dell'ENF, a parte le complicanze emorragiche, sono la trombocitopenia da eparina e l'osteoporosi. La trombocitopenia indotta da eparina (*Heparin Induced Thrombocytopenia*, HIT) si verifica nel 2-5% dei pazienti esposti alla ENF, ma costituisce un'evenienza molto grave. Essa è causata dalla produzione di immunoglobuline ad alta affinità dirette contro un nuovo epitopo formato dal complesso dell'eparina con il fattore piastrinico 4 (PF4). Il legame dell'anticorpo al complesso presente sulle piastrine causa una potente attivazione piastrinica, che si manifesta come severa trombocitopenia e, paradossalmente, come trombosi fino a un massimo del 20% dei pazienti. Come la maggior parte delle reazioni immunologiche, la trombocitopenia indotta da eparina può manifestarsi dopo 5-7 giorni dall'inizio delle terapie con ENF e può essere riscatenata rapidamente dopo una seconda esposizione.

L'osteoporosi, invece, si associa abitualmente ad un'esposizione all'ENF per periodi prolungati o dopo dosi massicce. Essa è stata osservata per la prima volta in donne durante la gravidanza, che avevano ricevuto ENF per mesi per la profilassi primaria o secondaria del TEV. Sebbene in clinica non sia stata ancora dimostrata una chiara relazione dose-risposta, gli studi condotti sugli animali hanno dimostrato che l'ENF ha effetti sul metabolismo osseo dipendenti dalla concentrazione, oltre che dalla lunghezza della catena molecolare e dal grado di solfatazione.

Eparine a basso peso molecolare (EBPM)

Le EBPM derivano dal processo di frazionamento dell'ENF attraverso la depolimerizzazione enzimatica o chimica. Esse hanno un peso molecolare medio di 5 000 D, ma è da notare che i diversi prodotti in commercio presentano una considerevole variabilità nella distribuzione dei pesi molecolari, in quanto ogni preparazione contiene molecole a basso peso molecolare di dimensione diversa (Tabella 4). La maggior parte delle catene inattiva il fattore Xa, mentre solo una piccola proporzione di molecole possiede la lunghezza minima sufficiente per legare ed inibire la trombina. Rispetto alla ENF, le EBPM hanno quindi una più elevata attività anti-Xa rispetto all'attività anti-IIa e posseggono proprietà farmacocinetiche più prevedibili. Le EBPM hanno una minore avidità di legame non specifico con le proteine plasmatiche e cellulari e sono eliminate a livello renale in maniera dose-indipendente. Queste proprietà delle EBPM si traducono in clinica in una minore incidenza di emorragie, in una bassissima associazione con la trombocitopenia ed in una gestione più facile della terapia. Le EBPM sono infatti somministrate con sole iniezioni sottocutanee e a dosaggio fisso, determinato sulla base del peso corporeo, senza necessità di monitoraggio dell'attività mediante test di laboratorio (Tabella 5).

Tabella 4. Caratteristiche di diverse EBPM: peso molecolare medio in dalton (*PM*) e attività antitrombotica

EPBM	PM	Rapporto anti-Xa:anti-IIa
Certoparina	3 800	1.5 – 2.5
Dalteparina	6 000	1.9 – 3.2
Enoxaparina	4 500	3.3 – 5.3
Nadroparina	4 300	2.5 – 4.0
Reviparina	4 000	3.6 – 6.1
Tinzaparina	6 500	1.5 – 2.5

Tabella 5. Vantaggi delle EBPM rispetto alla ENF

Biologici

    Minori legami aspecifici alle proteine plasmatiche e alle cellule ematiche
    Clearance renale indipendente dalla dose
    Minore incidenza di anticorpi anti-eparina
    Ridotta attivazione degli osteoclasti

Clinici

    Una sola iniezione sottocutanea al giorno
    Dosaggio aggiustato per il peso senza bisogno di monitoraggio
    di laboratorio*
    Raramente associate alla trombocitopenia da eparina
    Minor rischio di osteoporosi con un uso a lungo termine

* il monitoraggio della attività anti-Fattore X attivato è indicato nei soli pazienti con insufficienza renale, nelle donne gravide e nelle persone gravemente obese

Anticoagulanti orali (inibitori della vitamina K)

Gli anticoagulanti orali sono derivati cumarinici (ad esempio, warfarina e acenocumarolo) che producono il loro effetto anticoagulante bloccando la carbossilazione dei fattori della coagulazione vitamina K-dipendenti (F-II, F-VII, F-IX e F-X). In particolare essi inibiscono la interconversione ciclica della vitamina K e del 2,3 epossido della vitamina K, che sono indispensabili per la carbossilazione post-transduzionale dei fattori della coagulazione e di altre proteine. La carbossilazione di questi fattori è importantissima per la loro funzione, poiché permette loro di legare il calcio e i fosfolipidi. L'effetto anticoagulante dei derivati cumarinici può essere inibito somministrando vitamina K1 esogena, che aggira il blocco attraverso il sistema NADH cumarino-resistente.

L'effetto anticoagulante, nei pazienti in terapia anticoagulante orale con gli inibitori della vitamina K, dipende da vari fattori, come la dose del farmaco, la quantità di vitamina K disponibile, l'interazione con altri farmaci e la funzionalità epatica. Quindi anche la dose-risposta a questi farmaci anticoagulanti orali è molto variabile. Le fonti di vitamina K includono i vegetali a foglia larga (broccoli, verza, cavolo, spinaci, ecc.), gli integratori dietetici, la nutrizione parenterale e la flora batterica intestinale. Di conseguenza, i pazienti con un elevato apporto di vitamina K richiedono più alte dosi di anticoagulante, mentre i pazienti con un apporto basso o ristretto di vitamina avranno bisogno di dosaggi inferiori.

Dal momento che molti fattori possono influenzare la risposta anticoagulante ai derivati cumarinici ed, inoltre, tali farmaci hanno un range di attività (finestra terapeutica) molto ristretto, è necessario un monitoraggio di laboratorio frequente dell'effetto del farmaco e un conseguente aggiustamento del dosaggio. Tutto ciò diventa particolarmente importante e problematico nei pazienti neoplastici, nei quali intervengono molte variabili, come frequenti cambiamenti nell'alimentazione (a causa di vomito, nausea, mucositi), interazioni con le terapie antitumorali e alterazioni del metabolismo epatico.

Altri agenti anticoagulanti

Di recente, diversi nuovi farmaci antitrombotici, che agiscono bloccando a vari livelli la cascata coagulativa, sono stati sviluppati. Fra essi, i più avanzati, al momento, sul piano degli studi clinici sono: il pentasaccaride sintetico fondaparinux, che è un inibitore "indiretto specifico" del fattore Xa, e l'inibitore diretto della trombina ximelagatran, che differisce dalla ENF e dalle EBPM, che sono inibitori indiretti della trombina.

Pentasaccaridi sintetici

Come sopra riportato, l'elemento chiave presente nella catena delle eparine, che promuove l'effetto inibitorio dell'antitrombina, è una sequenza di cinque unità saccaridiche (pentasaccaride). Il fondaparinux è un analogo sintetico di tale sequenza, che catalizza specificamente l'inattivazione del F-Xa e, diversamente dall'eparina, non ha alcuna attività antitrombinica. Il fondaparinux non richiede alcun monitoraggio di laboratorio. Inoltre, essendo un prodotto di sintesi chimica, le varie preparazioni del farmaco sono fra loro omogenee e non presentano differenze, come le eparine [52].

Recentemente sono stati eseguiti studi clinici di fase II e III volti a valutare la sicurezza e l'efficacia del fondaparinux, in confronto con le EBPM, per la profilassi antitrombotica in chirurgia ortopedica e per la terapia del TEV. Quattro ampi trials clinici hanno dimostrato un vantaggio ulteriore della profilassi perioperatoria con fondaparinux rispetto alla profilassi con EBPM, nella chirurgia ortopedica dell'anca e del ginocchio. La metanalisi di questi studi dimostra una riduzione, con fondaparinux, di oltre il 50% delle TVP post-operatorie rilevate flebograficamente, senza differenze significative nelle complicanze emorragiche [53]. Due studi clinici, condotti su oltre 2000 pazienti, hanno paragonato l'efficacia di fondaparinux nel trattamento iniziale della TVP (in confronto con EBPM) e della EP (in confronto con ENF). In entrambi i casi, i risultati indicano una sostanziale uguaglianza dei due trattamenti [52]. Sono stati inoltre condotti anche studi di fase II in pazienti con sindrome coronarica acuta. I risultati di questi studi dimostrano che l'inibizione selettiva del FXa da parte del fondaparinux è molto efficace nella prevenzione del TEV e probabilmente anche nel trattamento di trombosi venose ed arteriose.

Molto promettente è anche lo sviluppo di un altro analogo, con alta affinità per l'antitrombina ed emivita prolungata (circa 80 h), denominato idraparinux, che viene somministrato una volta alla settimana ed è sotto valutazione per il trattamento a lungo termine del TEV, in paragone alla warfarina.

Inibitori diretti della trombina

I membri di questa classe includono l'irudina e le sue forme ricombinanti (lepirudina, desirudina), gli analoghi semisintetici dell'irudina (bivalirudina), una serie di piccole molecole che reagiscono con il sito attivo della trombina (argatroban, efegatran, inogatran e melagatran) e gli aptameri di DNA che legano la trombina. Alcuni di questi farmaci sono stati valutati in studi clinici per la prevenzione e il trattamento della trombosi. L'irudina è stata approvata per il trattamento della trombocitopenia indotta da eparina.

Tra i nuovi farmaci utilizzati per la profilassi e il trattamento della trombosi venosa il più importante è lo ximelagatran che può essere somministrato per via orale e viene successivamente metabolizzato dall'organismo nella forma attiva il melagatran. Lo ximelagatran è somministrato oralmente due volte al giorno ed è stato valutato nell'ambito di ampi studi clinici per la tromboprofilassi in chirurgia ortopedica dell'anca e del ginocchio [54, 55] e nella fibrillazione atriale [56]. Esso inoltre è stato valutato per il trattamento della TVP a lungo termine, cioè per 18 mesi, a partire dalla fine del trattamento anticoagulante standard per 6 mesi [57]. Lo ximelagatran, a differenza degli anticoagulanti orali inibitori della vitamina K, non richiede un monitoraggio di laboratorio. Di recente esso è stato studiato anche nell'ambito della terapia del TEV acuto, in confronto diretto con la terapia standard (EPBM seguita da warfarina) nei primi 6 mesi di trattamento. I risultati preliminari indicano un'equivalenza dei due trattamenti in termini sia di efficacia che di sicurezza [58].

La profilassi antitrombotica nei pazienti con cancro

Non vi sono evidenze, al momento, che vi sia un beneficio nell'attuare una profilassi antitrombotica su larga scala in tutti i pazienti neoplastici, ma vi sono indicazioni per attuare tali misure in gruppi di pazienti selezionati in cui intervengano fattori di rischio aggiuntivi. Queste condizioni, come già indicato in precedenza, comprendono quelle situazioni in cui è possibile tentare di quantificare il rischio trombotico come: gli interventi chirurgici (per cancro), la somministrazione di terapie farmacologiche antitumorali (chemioterapia, radioterapia, terapie ormonali, fattori di crescita ematopoietici), l'uso di cateteri venosi centrali.

Profilassi in chirurgia

Nel paziente oncologico, la profilassi antitrombotica peri-chirurgica si avvale di un maggior numero di acquisizioni rispetto alla profilassi in condizioni non-chirurgiche. I primi dati sono stati estrapolati dai grandi studi clinici randomizzati di profilassi peri-operatoria (in chirurgia generale, ginecologica, ortopedica, ecc.), in cui erano inclusi, in varia percentuale, pazienti operati per neoplasie. Più di recente, invece, maggiori informazioni sono venute dai trial clinici di tromboprofilassi peri-chirurgica disegnati *ad hoc* per il settore della chirurgia oncologica.

Gli studi disponibili hanno evidenziato che i pazienti con cancro, sottoposti ad intervento chirurgico, presentano un rischio almeno raddoppiato di sviluppare un evento tromboembolico post-operatorio rispetto a pazienti non oncologici sottoposti ad interventi analoghi per tecnica e durata.

La profilassi peri-operatoria standard consiste nell'uso di presidi meccanici (calze elastiche) e nella somministrazione di ENF a basse dosi (5000 UI) 2 ore prima dell'intervento e proseguite poi ogni 8-12 ore, oppure di EBPM a dose fissa in un'unica somministrazione, ogni 24 ore.

Una meta-analisi dei lavori sulla profilassi eparinica in chirurgia non oncologica pubblicata da Clagett e Reisch nel 1988 [59] ha dimostrato l'efficacia di tale profilassi nel ridurre significativamente il rischio trombotico post-operatorio.

Anche in chirurgia oncologica, la profilassi peri-operatoria con basse dosi di ENF è efficace nel ridurre significativamente l'incidenza di trombosi post-operatorie ed embolie polmonari fatali [60, 61]. Le EBPM hanno dimostrato un'efficacia pari a quella della ENF, tuttavia esse hanno il vantaggio di poter essere somministrate una sola volta al giorno, di avere un profilo farmacologico più prevedibile e di essere meno associate a trombocitopenia da eparina. Lo studio prospettico, randomizzato, multicentrico pubblicato nel 1997 dall'*Enoxacan Study Group* [61], confrontava direttamente l'efficacia e la sicurezza della EBPM enoxaparina

(40 mg/die) verso le basse dosi di ENF, nella trombo-profilassi in chirurgia oncologica addominale o pelvica in elezione. I risultati hanno dimostrato una sovrapponibilità dei due trattamenti, sia in termini di efficacia che di sicurezza. Per tale motivo e per i loro vantaggi, sopra elencati, le EBPM sono oggi sempre più utilizzate rispetto alla ENF in questo settore.

L'efficacia della profilassi con EBPM negli interventi di neuro-chirurgia è stata dimostrata da due studi randomizzati, i cui risultati mostrano una riduzione significativa degli eventi trombotici post-operatori in pazienti in profilassi con EBPM + calze elastiche verso pazienti in profilassi con sole calze elastiche [62, 63]. Nei due studi citati i pazienti oncologici rappresentavano circa l'85% della popolazione arruolata.

Va qui sottolineata anche l'importanza della dose di EBPM da utilizzare per la profilassi nei pazienti con neoplasie in programma per interventi chirurgici. Alcuni anni fa uno studio multicentrico, prospettico, randomizzato in doppio cieco [64] ha confrontato l'efficacia e la sicurezza della dose 5 000 UI/die *versus* 2 500 UI/die della EBPM dalteparina in pazienti sottoposti a chirurgia addominale in elezione (2097 pazienti arruolati, di cui il 65% con neoplasie). L'incidenza di trombosi era significativamente maggiore (14.9%) nei pazienti che ricevevano la dose di 2 500 UI/die verso quelli che ricevevano 5 000 UI/die (8.5%). Tale differenza era statisticamente significativa e non era associata ad incremento delle complicanze emorragiche ($p<0.001$). Questo studio ha dimostrato per la prima volta, in maniera diretta, che i pazienti oncologici necessitano di un dosaggio più alto e che questo non incrementa il rischio di emorragie intra-operatorie.

Infine nella chirurgia oncologica, è stato affrontato anche il quesito della durata della profilassi. In genere, la durata standard, a parte alcune eccezioni (come ad esempio in chirurgia ortopedica), è di circa una settimana dopo l'intervento, oppure fino alla dimissione. Di recente, i risultati dello studio Enoxacan II [65] per la profilassi della trombosi in chirurgia oncologica addominale e pelvica in elezione, hanno dimostrato l'efficacia del prolungamento della profilassi a domicilio, dopo la dimissione, fino a 4 settimane dopo l'intervento. La somministrazione prolungata di enoxaparina è risultata efficace nel ridurre significativamente le trombosi post-operatorie rispetto alla somministrazione per una sola settimana dopo l'intervento (riduzione del 59% del rischio relativo) e tale vantaggio si è mantenuto nei tre mesi successivi di *follow-up*. Questi dati sono stati confermati da uno studio analogo, conclusosi di recente, denominato FAME, che ha utilizzato la EBPM dalteparina. Pertanto la profilassi prolungata è candidata a costituire un nuovo standard in questo tipo di chirurgia [66].

Profilassi in corso di trattamenti antitumorali farmacologici (chemio/ormonoterapia)

Fatta eccezione per il carcinoma mammario, non esistono ad oggi studi clinici prospettici randomizzati che dimostrano l'efficacia di una profilassi antitrombotica in pazienti in chemioterapia e/o ormonoterapia adiuvante oppure in trattamento con chemioterapia citoriduttiva per una malattia avanzata.

Ad oggi un solo studio prospettico randomizzato sulla prevenzione della trombosi in corso di chemioterapia è stato portato a termine e pubblicato da Levine e coll. nel 1994 [67]. Donne con carcinoma della mammella metastatico (stadio IV) in trattamento chemioterapico erano randomizzate a ricevere profilassi anticoagulante con basse dosi di warfarina (PT INR range 1.3-1.9) oppure placebo: l'incidenza di TEV era significativamente maggiore nel gruppo di pazienti non trattate (4.5%) rispetto a quella osservata nel gruppo trattato con warfarina (1%) ($p=0.031$). Tale studio ha pertanto dimostrato l'efficacia della profilassi con warfarina somministrata a basse dosi scoagulanti nel ridurre in maniera significativa il rischio di TEV in queste pazienti, con una riduzione dell'85% del rischio relativo. Tale schema di profilassi è tuttavia piuttosto complesso da attuare nella gestione generale di queste pazienti e viene oggi considerato solo in casi selezionati, con malattia avanzata, in cui vi siano altri fattori di rischio e co-morbilità.

Attualmente sono in corso nuovi studi per valutare l'efficacia delle tromboprofilassi con la EBPM certoparina durante la chemio- e radio-terapia in pazienti con carcinoma mammario o con carcinoma a piccole cellule del polmone (studi TOPIC I e TOPIC II).

Uno studio (PROTECHT) che coinvolge circa 50 centri di Oncologia Medica italiani, è stato da poco iniziato per valutare l'efficacia della profilassi con la EBPM nadroparina in pazienti in chemioterapia per tumore in stadio avanzato del polmone, mammella, tratto gastrointestinale, ovaio e testa-collo.

Infine, uno studio multicentrico internazionale, a cui sta partecipando anche la nostra Istituzione, è in corso per valutare l'efficacia della EBPM dalteparina nel prevenire il TEV in pazienti con glioblastoma cerebrale (grado 3 o 4), in corso di trattamenti radio e chemio-terapici (studio PRODIGE).

Profilassi delle trombosi da CVC

Nel 1990 uno studio prospettico, randomizzato, [68] ha suggerito l'utilità della profilassi con warfarina a dosi fisse di 1 mg/die per la prevenzione delle trombosi venose correlate ai cateteri venosi centrali. Un studio successivo [69] ha dimostrato l'efficacia della profilassi con EBPM nel prevenire le trombosi venose catetere-correlate, rilevate con venografia. Tuttavia questo studio è stato sospeso prematuramente ed ha arruolato un numero limitato di pazienti. È necessario qui sottolineare che i risultati di questi due studi non sono stati confermati da altri condotti successivamente e di conseguenza non hanno cambiato al momento la pratica clinica in Europa e in Nord America [14].

Pertanto, almeno per ora, non vi è consenso sull'efficacia di una profilassi estensiva in pazienti neoplastici con catetere venoso centrale. Una possibile spiegazione della discrepanza tra i dati dei vecchi studi e quelli dei nuovi studi può risiedere anche nelle diverse incidenze delle trombosi CVC-correlate. Tale incidenza appare infatti ridotta con l'introduzione di nuovi materiali per i cateteri di ultima generazione e con il miglioramento anche delle tecniche chirurgiche per l'inserimento dei CVC.

Certamente la profilassi va sempre tenuta presente, e deve eventualmente essere individualizzata, in base ai fattori di rischio, nel singolo paziente. In questo caso le strategie di profilassi rimangono quelle citate: la warfarina 1 mg/die oppure le EBPM in unica somministrazione giornaliera. Tuttavia nuovi studi clinici sono necessari.

Terapia della trombosi venosa profonda

Attualmente, in assenza di controindicazioni note, il trattamento standard di un primo episodio di TVP in pazienti con cancro, non differisce da quello dei pazienti senza cancro. Tale trattamento consiste in una fase iniziale in cui si somministra eparina (ENF o EBPM), seguita da una fase prolungata (3-6 mesi) in cui si somministra terapia anticoagulante orale con derivati cumarinici (warfarina o acenocumarolo) (Fig. 5). Nella fase iniziale, l'ENF viene data e.v. in un bolo iniziale di 5000 UI, seguito dall'infusione continua di dosi variabili, aggiustate in modo tale da ottenere un allungamento del tempo di tromboplastina parziale attivata (aPTT) di 1.5-2.5 volte il valore basale, mentre le EBPM vengono somministrate per via sottocutanea in dosi fisse, due volte al giorno, aggiustate al peso corporeo, senza monitoraggio di laboratorio. I due trattamenti sono sovrapponibili, in termini di efficacia e sicurezza, nella terapia iniziale del TEV. Possibilmente entro 24 ore dall'inizio dell'eparina va iniziata l'embricatura con l'anticoagulante orale. Al raggiungimento del range terapeutico di anticoagulazione (INR 2-3) per almeno 2 giorni consecutivi, l'eparina viene sospesa, e viene continuato solo l'anticoagulante orale. Oggigiorno le EBPM possono essere considerate il nuovo standard terapeutico per la terapia iniziale della trombosi. Anche nei pazienti oncologici i due trattamenti, EBPM *vs* ENF, nella fase ini-

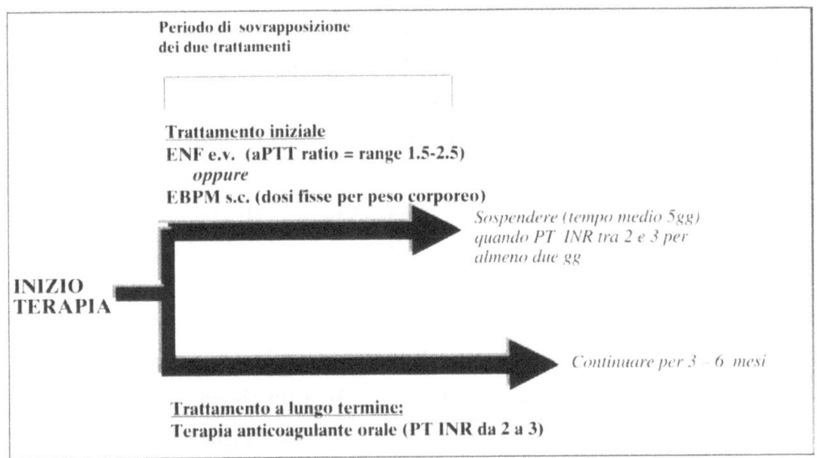

Fig. 5. Terapia standard del TEV

ziale, risultano sovrapponibili nel prevenire le recidive tromboti-che. Seguendo questi schemi terapeutici, si è visto che l'*outcome* a breve termine in questi pazienti non è diverso da quello che si osserva nei pazienti con TEV non oncologici.

Il trattamento anticoagulante standard a lungo termine con gli anticoagulanti orali (inibitori della vitamina K) nell'intervallo tera-peutico INR 2-3, si è dimostrato inequivocabilmente efficace nella prevenzione delle recidive del TEV, anche se la durata di tale tratta-mento dopo un unico episodio di TEV rimane ancora dibattuta. È stato, comunque, chiaramente evidenziato che durante tale tratta-mento il rischio di sviluppare una recidiva tromboembolica è parti-colarmente spiccato nei pazienti neoplastici rispetto ai non neopla-stici, con un rischio relativo pari a 1.7. Tale rischio è maggiore anche rispetto a quello di pazienti con trombofilia ereditaria. Appare quindi logico pensare che la durata dell'anticoagulazione sia da prolungare, in questi pazienti, almeno per tutto il tempo in cui la malattia neoplastica è considerata in fase attiva o vi siano farmaci antitumorali in corso, a meno che non sussistano delle complicanze (ad esempio una diatesi emorragica) che lo controindichino.

I pazienti neoplastici con TEV, durante la terapia anticoagulante orale, hanno un rischio significativo sia di recidive trombotiche che di complicanze emorragiche, rispetto a pazienti non neoplastici con TEV. Circa il 5-7% dei pazienti con cancro sviluppa una recidiva di TEV nonostante un'adeguata anticoagulazione. La condotta terapeutica successiva deve comunque tener conto sia dell'elevato rischio di recidiva sia del significativo rischio emorragico in questi pazienti. Pertanto si sta attualmente valutando la possibilità di trattamenti alternativi, più efficaci, per la terapia del TEV a lungo termine nelle neoplasie.

Uno studio recente ha valutato l'efficacia della EBPM dalteparina a lungo termine verso la terapia anticoagulante orale nella prevenzione secondaria della trombosi in pazienti neoplastici [70]. I pazienti con cancro e TEV arruolati nello studio erano randomizzati a ricevere un trattamento standard con EBPM nella fase iniziale seguito da anticoagulante orale per 6 mesi oppure EBPM nella fase iniziale, seguita da EBPM per 6 mesi (70-80% della dose iniziale). Il trattamento prolungato con EBPM per 6 mesi riduceva le recidive tromboemboliche dal 17 al 9% ($p=0.0017$), rispetto alla terapia standard con i farmaci cumarinici, senza aumentare il rischio di sanguinamento. I dati di buona tollerabilità e sicurezza sono stati confermati da un altro studio condotto da Meyer e coll. [71]. Questi autori hanno valutato pazienti con TEV acuto e li hanno randomizzati a ricevere 3 mesi di terapia con warfarina ad INR tra 2 e 3 oppure enoxaparina. L'obiettivo dello studio era la valutazione di un *outcome* combinato di emorragie maggiori e recidive. Si è visto che nel gruppo di pazienti che assumeva warfarina l'*outcome* degli eventi era del 21% *vs* il 10.5% del gruppo che assumeva enoxaparina. Questa differenza ($p=0.09$) era dovuta particolarmente alla differenza nell'incidenza di emorragie maggiori. In base ai dati forniti da questi studi la EBPM potrà essere proposta, nel prossimo futuro, come la terapia standard nella profilassi secondaria del TEV nei pazienti neoplastici. La terapia con warfarina è tuttavia particolarmente complicata nei pazienti con tumore per varie ragioni. È, infatti, spesso molto difficile mantenere l'INR entro il corretto intervallo, a causa di molti problemi intercorrenti come vomito, inappetenza, dieta obbligata, nonché alterazioni dell'assorbimento intestinale e/o della funzionalità epatica. Inoltre, le interazioni farmacologiche in terapie concomitanti con i farmaci inibitori della vitamina K possono determinare ampie fluttuazioni dell'INR con incremento del rischio emorragico. Infine, un altro fattore limitante è costituito dalle frequenti interruzioni della terapia anticoagulante, richieste per eseguire procedure microinvasive spesso necessarie in questi pazienti (ad esempio, toracentesi, biopsia, o altro) oppure in occasione di periodi di piastrinopenia post-chemioterapia.

Terapia delle recidive

In generale nei pazienti non oncologici con trombosi in trattamento con anticoagulante orale, se si verifica una recidiva con un INR non in un intervallo terapeutico, l'intervento consiste nell'adeguamento della dose in modo da riportare l'INR in tale intervallo (INR tra 2 e 3). Nel caso in cui, invece, la recidiva avvenga con INR in intervallo terapeutico, l'indicazione è di valutare il passaggio ad altri farmaci, ad esempio ENF sottocute con aPTT nell'intervallo terapeutico (rapporto aPTT tra 1.5 e 2.5), o EBPM a dose fissa giornaliera, in base al peso, oppure di aumentare l'intervallo dell'anticoagulante orale, ad esempio elevando il target INR a 3.5. Tali opzioni al momento rimangono le stesse anche nei pazienti oncologici.

Il filtro cavale

L'utilizzo del filtro cavale nelle trombosi prossimali non sembra ridurre la mortalità nei pazienti non oncologici. Esso, infatti, riduce il rischio di EP a breve termine, ma è associato ad un aumentato rischio di recidive a lungo termine anche nonostante un'adeguata anticoagulazione. L'utilizzo del filtro cavale dovrebbe essere preso in considerazione nei pazienti ad alto rischio di estensione della trombosi venosa prossimale, in cui la terapia anticoagulante sia controindicata (pazienti con sanguinamento attivo o con trombocitopenia prolungata e clinicamente importante) e/o nei pazienti con tromboembolismo ricorrente nonostante un'adeguata terapia anticoagulante. La stessa indicazione va applicata anche ai pazienti oncologici.

Terapia della trombosi arteriosa e della coagulazione intravascolare disseminata

I pazienti con eventi trombotici arteriosi dovrebbero essere esaminati attentamente per la presenza di vegetazioni trombotiche sulle valvole cardiache (NBTE) e per evidenze di laboratorio di CID cronica.

Pazienti con NBTE e CID possono essere trattati con ENF o con EBPM, mentre il trattamento con warfarina si è dimostrato generalmente inefficace e difficoltoso da gestire. La terapia con eparina dovrebbe essere aggiustata per ottenere un livello di attività anti-FXa di 0.5-0.8 U/ml. Quando l'evento trombotico iniziale è controllato, può essere eseguita terapia con EBPM a dosi fisse a domicilio. L'efficacia della terapia antitrombotica può essere determinata da una serie di misurazioni mediante i test di coagulazione, il PT, l'aPTT, il fibrinogeno, i livelli plasmatici di D-dimero e la conta piastrinica. In alcuni pazienti la trombosi può essere difficile da controllare con la sola eparina, perché vi è un deficit acquisito di antitrombina III. In questi pazienti sono stati utilizzati i concentrati di antitrombina in combinazione con l'eparina oppure sono stati somministrati inibitori diretti della trombina come l'irudina ricombinante (lepirudina) o l'argatroban. Tuttavia non vi sono studi clinici prospettici formali, dai quali poter ricavare delle linee guida.

Il presidio più importante nella terapia della CID è il trattamento del disordine sottostante. Infatti, ad esempio, la remissione della malattia tumorale si associa ad una simultanea risoluzione della CID. Il trattamento anticoagulante può rappresentare una terapia di supporto, tuttavia l'efficacia e la sicurezza di questa strategia nei pazienti oncologici con CID non è mai stata valutata in studi clinici solidi. La somministrazione di piastrine, plasma o derivati plasmatici è utile nel caso di emorragia oppure se si è in una condizione ad alto rischio emorragico. È da notare che tuttavia non è mai stata valutata in questo settore, in maniera sistematica, la possibilità di rafforzare i meccanismi di anticoagulazione fisiologici mediante, ad esempio, somministrazione di antitrombina o di concentrati di proteina C attivata.

Un'eccezione in questo panorama è costituito dalle CID associate alle leucemie acute promielocitiche. In questo tipo di leucemia, infatti, la CID severa che accompagna l'esordio della malattia, si risolve rapidamente con la terapia con ATRA, che viene utilizzato per indurre la remissione della leucemia [23].

Farmaci anticoagulanti e malattia neoplastica

La possibilità che i meccanismi dell'emostasi giochino un ruolo nella crescita e progressione tumorale è stata suggerita fin dal 1878 da Billroth [2], il quale descrisse la presenza di fibrina intorno alle cellule maligne, liberamente circolanti nel sangue, ed interpretò la presenza di questi microtrombi come veicoli per il trasporto e la disseminazione a distanza delle cellule tumorali. L'inibizione della formazione di fibrina è stata pertanto considerata, in seguito, come un possibile meccanismo contro la progressione delle neoplasie.

Vi è stato nel tempo un interesse costante dei ricercatori nell'evidenziare, sulle cellule tumorali *in vitro*, o nei modelli sperimentali animali, o anche nei pazienti, un effetto antineoplastico di quasi tutti i farmaci antitrombotici, sia anticoagulanti che antiaggreganti. Più studiati risultano gli anticoagulanti: eparine e antagonisti della vitamina K (AVK).

Eparine e cancro

Dal punto di vista sperimentale vari studi nei modelli animali dimostrano che l'eparina può ridurre la crescita del tumore primario e la sua disseminazione metastatica. È noto anche che l'eparina inibisce le proprietà adesive delle cellule tumorali *in vitro* e la loro migrazione attraverso gli endoteli. È stato anche dimostrato un effetto sinergico dell'eparina con vari chemioterapici. Tuttavia non tutti gli studi hano dato risultati univoci e talora sono stati prodotti dati contraddittori.

Dal punto di vista clinico vi sono molti *case report* e studi clinici retrospettivi che evidenziano effetti benefici dell'eparina nei pazienti con tumore, suggerendo un possibile effetto antineoplastico di questo anticoagulante.

Fin dall'inizio degli anni '80 molti autori hanno eseguito analisi retrospettive della sopravvivenza in sottogruppi di pazienti neoplastici arruolati (prospetticamente) nei trial clinici di efficacia della tromboprofilassi peri-operatoria (con ENF o con EBPM) oppure arruolati nei trial clinici di paragone della terapia iniziale della trombosi con EBPM *vs* ENF. Una serie di queste valutazioni, riassunte nella review di Zacharski e Ornstein [72], indica un effetto benefico delle eparine sulla mortalità di questi pazienti.

Negli anni '90 sono iniziati i primi studi prospettici randomizzati con eparine nei pazienti neoplastici aventi come *end-point* la sopravvivenza. Fra questi va citato lo studio di Lebeau e coll. [73], che dimostrava una sopravvivenza significativamente maggiore in pazienti con tumore polmonare a piccole cellule, che ricevevano ENF (a dosaggio terapeutico), verso niente, durante la chemioterapia.

Tuttavia una meta-analisi di tutti gli studi clinici validi, in cui è stata utilizzata ENF a dosi profilattiche [74], non ha mostrato risultati conclusivi con questo tipo di eparina sulla sopravvivenza.

Viceversa la meta-analisi, condotta da Hettiarachchi e coll. [75], sugli studi clinici randomizzati, in cui è stata paragonata l'efficacia delle EBPM verso l'ENF nella terapia iniziale del TEV, ha evidenziato un effetto significativamente maggiore delle EBPM sulla sopravvivenza nei pazienti con neoplasia e trombosi arruolati in questi studi.

Negli anni più recenti nuovi trial clinici randomizzati sono stati disegnati *ad hoc* con l'*end-point* primario della sopravvivenza. Tre di questi studi sono stati da poco conclusi:

1. Lo studio FAMOUS (*Fragmin (LMWH) for Advanced Malignancy OUtcome Study*, [76]), che è un trial prospettico randomizzato in doppio cieco, in cui la EBPM dalteparina (5000 U/d, s.c.), o il placebo, sono stati somministrati per un anno in pazienti con tumori solidi in fase avanzata senza evidenza di TEV. I risultati dimostrano che l'effetto globale sulla sopravvivenza non è statisticamente significativo ($p=0.29$), ma in un sottogruppo di pazienti con miglior prognosi (sopravvivenza >17 mesi) l'effetto sulla sopravvivenza, a 2 o 3 anni dopo la randomizzazione, era significativo ($p=0.04$).

2. Lo studio MALT (*MAlignancy and Low molecular weight-heparin Therapy*), che è uno studio randomizzato in doppio cieco verso placebo, in cui sono stati inclusi pazienti con tumori solidi senza TEV. Il braccio di trattamento riceveva la EBPM nadroparina per 2 settimane in dose terapeutica e una dose dimezzata per le 4 settimane sucessive. Il braccio di controllo riceveva placebo per 6 settimane. I risultati preliminari dimostrano una maggiore sopravvivenza nel gruppo trattato con nadroparina rispetto al gruppo di controllo (sopravvivenza media 8.9 mesi [95% CI: 6.2–11.6], *vs* 5.1 mesi [95% CI: 3.9-6.3]), senza incremento del rischio di sanguinamento. Anche in questo studio i risultati indicano un beneficio maggiore in quei pazienti a miglior prognosi, cioè che avevano un'aspettativa di vita, al momento dell'arruolamento, superiore a 6 mesi [77].

3. Lo studio prospettico randomizzato, condotto da Altinbas e coll. [78], in cui pazienti con carcinoma polmonare a piccole cellule sono stati randomizzati a ricevere EBPM dalteparina (5000 U/d) o placebo durante la chemioterapia di prima linea.

I risultati di questo studio dimostrano un vantaggio in termini di sopravvivenza nel gruppo che riceveva EBPM.

È interessante, infine, ricordare che anche l'analisi della sopravvivenza a 12 mesi dei pazienti arruolati nello studio CLOT, disegnato per valutare l'efficacia della terapia prolungata del TEV con EBPM verso il trattamento tradizionale con warfarina nei pazienti con cancro e TEV (vedi capitolo "Terapia della TVP", [70]) dimostra che vi è un effetto favorevole sulla sopravvivenza in quei pazienti randomizzati a EBPM, ma che avevano la neoplasia in una fase ancora non metastatica.

Meccanismi possibili

I meccanismi attraverso cui le eparine possono interferire con la crescita e diffusione tumorale sono numerosi [72]. I principali sono:

1. Inibizione diretta della coagulazione e conseguente inibizione della formazione di fibrina, che è un potente stimolo proangiogenico. Inoltre, la fibrina forma un rivestimento intorno alle cellule tumorali proteggendole dall'attacco del sistema immunitario.

2. Inibizione dell'interazione fra cellule tumorali, endotelio e piastrine, attraverso l'interferenza con le molecole di adesione espresse dalle membrane cellulari.

3. Inibizione dell'adesione delle cellule tumorali alla matrice extracellulare.

4. Inibizione della neo-angiogenesi e della proliferazione delle cellule endoteliali.

5. Induzione dell'apoptosi.

6. Inibizione dell'attività enzimatica dell'eparinasi, un enzima prodotto principalmente dalle cellule tumorali e che è coinvolto nei processi di invasione, vascolarizzazione e sopravvivenza tumorale.

7. Modulazione dell'attività di alcune citochine infiammatorie prodotte dalle cellule del sistema immunitario.

Farmaci antagonisti della vitamina K (AVK) e cancro

I primi dati clinici che suggeriscono un effetto benefico degli AVK sulla mortalità risalgono al 1964 [79]. Successivamente uno studio controllato, pubblicato da Zacharski e coll. nel 1981 [80], dimostrava che il trattamento con warfarina prolungava la sopravvivenza in pazienti con carcinoma polmonare a piccole cellule. Tuttavia, un trial clinico multicentrico randomizzato più recente non confermava queste osservazioni [81]. Una revisione sistematica degli studi su AVK e mortalità per cancro condotta da Smorenburg e coll. [82] non ha evidenziato negli studi di livello 1, differenze significative nell'incidenza di mortalità a 1 anno fra i pazienti in trattamento con AVK e quelli senza AVK (OR 0.89; 95% CI 0.70-1.13), anzi nel cancro del colon-retto sembrava esserci un effetto negativo degli AVK. Negli studi di livello 2 le incidenze di mortalità erano inferiori nei pazienti trattati con AVK. Tuttavia gli autori concludono che non vi è sufficiente evidenza per sostenere un ruolo degli AVK nel migliorare la sopravvivenza in pazienti con cancro avanzato.

Più di recente uno studio clinico randomizzato, disegnato per valutare la durata della terapia del TEV con AVK per 6 settimane *vs* 6 mesi, in pazienti con TEV senza diagnosi di cancro (trial DURAC I), ha mostrato, nei 6 anni di *follow-up* sucessivi, che vi era una minore incidenza di nuove neoplasie tra coloro che avevano ricevuto il trattamento prolungato con AVK [9]. Tale effetto appariva dopo 2 anni e diventava più significativo negli anni sucessivi. Nell'analisi multivariata tale associazione era più forte, suggerendo che la durata del trattamento con gli AVK potrebbe essere un fattore di rischio indipendente.

Meccanismo dell'effetto antineoplastico degli AVK

I risultati degli studi clinici suggeriscono che gli AVK non hanno alcun chiaro effetto sulla malattia neoplastica conclamata, ma potrebbero avere un ruolo nelle fasi iniziali della trasformazione maligna. I meccanismi biologici a sostegno di questo effetto sono molto speculativi e includono soprattutto l'inibizione dei meccanismi di attivazione della coagulazione e della formazione di fibrina, come: l'inibizione del complesso FVII-*tissue factor*, la riduzione dell'espressione del recettore dell'urochinasi, l'inibizione della generazione di trombina. Altri meccanismi includono il rilascio della metalloproteasi 2 della matrice sottoendoteliale e l'inibizione di altre proteine vitamina K-dipendenti.

Bibliografia

1. Trousseau A (1865) Phlegmasia alba dolens. In: Clinique Médicale de l'Hôtel-Dieu de Paris, 2 ed, Vol.3. Baillière, Paris, pp 654-712
2. Billroth T (1878) Lectures on surgical pathology and therapeutics: a handbook for students and pratictioners, 8 ed. New Sydenham Society, London, pp 1877-1878
3. Lieberman JS, Borrero J, Urdaneta E, Wright IS (1961) Thrombophlebitis and cancer. JAMA 177:542-545
4. Levine M, Gent M, Hirsh J et al (1996) A comparison of low-molecular-weight heparin administered at home with unfractionated heparin administered in the hospital for proximal deep vein thrombosis. N Engl J Med 334:677-681
5. Levitan N, Dowlati A, Remick SC et al (1999) Rates of initial and recurrent thromboembolic disease among patients with malignancy versus those without malignancy: risk analysis using Medicare claims data. Medicine (Baltimore) 78:285-291
6. Prandoni P, Lensing AW, Buller HR et al (1992) Deep-vein thrombosis and the incidence of subsequent symptomatic cancer. N Engl J Med 327:1128-1133
7. Sorensen HT, Mellemkjaer L, Steffensen FH et al (1998) The risk of a diagnosis of cancer after primary deep venous thrombosis or pulmonary embolism. N Engl J Med 338:1169-1173
8. Baron JA, Gridley G, Weiderpass E et al (1998) Venous thromboembolism and cancer. Lancet 351:1077-1080
9. Schulman S, Lindmarker P (2000) Incidence of cancer after prophylaxis with warfarin against recurrent venous thromboembolism. Duration of anticoagulation trial. N Engl J Med 342:1953-1958
10. Thodiyil PA, Walsh DC, Kakkar AK (2001) Thromboprophylaxis in the cancer patient. Acta Haematol 106:73-80
11. Levine MN, Gent M, Hirsh J et al (1988) The thrombogenic effect of anticancer drug therapy in women with stage II breast cancer. N Engl J Med 318:404-407
12. Rickles FR, Levine MN (2001) Epidemiology of thrombosis in cancer. Acta Haematol 106:6-12
13. von Tempelhoff GF, Dietrich M, Niemann F et al (1997) Blood coagulation and thrombosis in patients with ovarian malignancy. Thromb Haemost 77:456-461
14. Verso M, Agnelli G (2003) Venous thromboembolism associated with long-term use of central venous catheters in cancer patients. J Clin Oncol 21(19):3665-3675
15. Prandoni P, Polistena P, Bernardi E et al (1997) Upper-extremity deep vein thrombosis. Risk factors, diagnosis, and complications. Arch Intern Med 157:57-62

16. Monreal M, Raventos A, Lerma R et al (1994) Pulmonary embolism in patients with upper extremity DVT associated to venous central lines – a prospective study. Thromb Haemost 72:548-550

17. Hutten BA, Prins MH, Gent M et al (2000) Incidence of recurrent thromboembolic and bleeding complications among patients with venous thromboembolism in relation to both malignancy and achieved international normalized ratio: a retrospective analysis. J Clin Oncol 18:3078-3083

18. Palareti G, Legnani C, Lee A et al (2000) A comparison of the safety and efficacy of oral anticoagulation for the treatment of venous thromboembolic disease in patients with or without malignancy. Thromb Haemost 84:805-810

19. Prandoni P, Lensing AW, Piccioli A et al (2002) Recurrent venous thromboembolism and bleeding complications during anticoagulant treatment in patients with cancer and venous thrombosis. Blood 100:3484-3488

20. Brenner B (2001) Arterial thrombotic syndromes in cancer patients. Haemostasis 31:43-44

21. Arboix A (2000) Cerebrovascular disease in the cancer patient. Rev Neurol 31:250-252

22. Edoute Y, Haim N, Rinkevich D et al (1997) Cardiac valvular vegetations in cancer patients: a prospective echocardiographic study of 200 patients. Am J Med 102:252-258

23. Falanga A, Barbui T (2001) Coagulopathy of acute promyelocytic leukemia. Acta Haematol 106:43-51

24. Levi M (2001) Cancer and DIC. Haemostasis 31:47-48

25. Fuge R, Bird JM, Fraser A et al (2001) The clinical features, risk factors and outcome of thrombotic thrombocytopenic purpura occurring after bone marrow transplantation. Br J Haematol 113:58-64

26. Uderzo C, Fumagalli M, de Lorenzo P et al (2000) Impact of thrombotic thrombocytopenic purpura on leukemic children undergoing bone marrow transplantation. Bone Marrow Transplant 26:1005-1009

27. Fontana S, Gerritsen HE, Kremer Hovinga J et al (2001) Microangiopathic haemolytic anaemia in metastasizing malignant tumours is not associated with a severe deficiency of the von Willebrand factor-cleaving protease. Br J Haematol 113:100-102

28. Richardson PG, Murakami C, Jin Z et al (2002) Multi-institutional use of defibrotide in 88 patients after stem cell transplantation with severe veno-occlusive disease and multisystem organ failure: response without significant toxicity in a high-risk population and factors predictive of outcome. Blood 100:4337-4343

29. Carson JL, Kelley MA, Duff A et al (1992) The clinical course of pulmonary embolism. N Engl J Med 326:1240-1245

30. Prandoni P, Lensing AW, Buller HR et al (1992) Comparison of subcutaneous low-molecular-weight heparin with intravenous standard heparin in proximal deep-vein thrombosis. Lancet 339:441-445

31. Prandoni P, Lensing AW, Cogo A et al (1996) The long-term clinical course of acute deep venous thrombosis. Ann Intern Med 125:1-7

32. Heit JA, Silverstein MD, Mohr DN et al (1999) Predictors of survival after deep vein thrombosis and pulmonary embolism: a population-based, cohort study. Arch Intern Med 159:445-453

33. Sorensen HT, Mellemkjaer L, Olsen JH, Baron JA (2000) Prognosis of cancers associated with venous thromboembolism. N Engl J Med 343:1846-1850

34. Falanga A, Ofosu FA, Cortelazzo S et al (1993) Preliminary study to identify cancer patients at high risk of venous thrombosis following major surgery. Br J Haematol 85:745-750

35. Falanga A, Donati MB (2001) Pathogenesis of thrombosis in patients with malignancy. Int J Hematol 73:137-144

36. Rickles FR, Falanga A (2001) Molecular basis for the relationship between thrombosis and cancer. Thromb Res 102:V215-224

37. Gale AJ, Gordon SG (2001) Update on tumor cell procoagulant factors. Acta Haematol 106:25-32

38. Rickles FR, Patierno SR, Fernandez PM (2003) Targeting the endothelium in cancer - the importance of the interaction of hemostatic mechanisms and the vascular wall for tumor growth and angiogenesis. Pathophysiol Haemost Thromb 33[Suppl 1]:1-14

39. Kwaan HC, Keer HN (1990) Fibrinolysis and cancer. Semin Thromb Hemost 16:230-235

40. Bell WR (1996) The fibrinolytic system in neoplasia. Semin Thromb Hemost 22:459-478

41. Harbeck N, Schmitt M, Kates RE et al (2002) Clinical utility of urokinase-type plasminogen activator and plasminogen activator inhibitor-1 determination in primary breast cancer tissue for individualized therapy concepts. Clin Breast Cancer 3:196-200

42. Grignani G, Maiolo A (2000) Cytokines and hemostasis. Haematologica 85:967-972

43. Rickles FR (2001) Relationship of blood clotting and tumor angiogenesis. Haemostasis 31[Suppl 1]:16-20

44. Cines DB, Pollak ES, Buck CA et al (1998) Endothelial cells in physiology and in the pathophysiology of vascular disorders. Blood 91:3527-3561

45. Coussen LM, Werb Z (2002) Inflammation and cancer. Nature 420:860-867

46. Felding-Habermann B (2001) Tumor cell-platelet interaction in metastatic disease. Haemostasis 31[Suppl 1]:55-58

47. Kearon C, Julian JA, Newman TE, Ginsberg JS (1998) Noninvasive diagnosis of deep venous thrombosis: McMaster Diagnostic Imaging Practice Guidelines Initiative. Ann Intern Med 128:663-677

48. Wells PS, Anderson DR, Bormanis J et al (1997) Value of assessment of pretest probability of deep-vein thrombosis in clinical management. Lancet 350:1795-1798

49. Kearon C, Ginsberg JS, Hirsh J (1998) The role of venous ultrasonography in the diagnosis of suspected deep venous thrombosis and pulmonary embolism. Ann Intern Med 129:1044-1049

50. Lee AY, Ginsberg JS (1998) Laboratory diagnosis of venous thromboembolism. Baillièrs Clin Haematol 11:587-604

51. The PIOPED Investigators (1990) Value of the ventilation/perfusion scan in acute pulmonary embolism: results of the Prospective Investigation of Pulmonary Embolism Diagnosis (PIOPED). JAMA 263:2753-2759

52. Koopman MM, Buller HR (2003) Short- and long-acting synthetic pentasaccharides. J Intern Med 254:335-342

53. Turpie AG, Bauer KA, Eriksson BI, Lassen MR (2002) Fondaparinux vs enoxaparin for the prevention of venous thromboembolism in major orthopaedic surgery: a meta-analysis of 4 randomized double-blind studies. Arch Intern Med 162:1833-1840

54. Eriksson BI, Agnelli G, Cohen AT et al (2003) The direct thrombin inhibitor melagatran followed by oral ximelagatran compared with enoxaparin for the prevention of venous thromboembolism after total hip or knee replacement: the EXPRESS study group. J Thromb Haemost 1:2490-2496

55. Francis CW, Berkowitz SD, Comp PC et al (2003) Comparison of ximelagatran with warfarin for the prevention of venous thromboembolism after total knee replacement. N Engl J Med 349:1703-1712

56. Olsson SB (2003) Executive Steering Committee on behalf of the SPORTIF III Investigators. Stroke prevention with the oral direct thrombin inhibitor ximelagatran compared with warfarin in patients with non-valvular atrial fibrillation (SPORTIF III): randomised controlled trial. Lancet 362:1691-1698

57. Schulman S, Wahlander K, Lundstrom T et al (2003) Secondary prevention of venous thromboembolism with the oral direct thrombin inhibitor ximelagatran. N Engl J Med 349(18):1713-1721

58. Francis CW, Ginsberg JS, Berkowitz SD et al (2003) Efficacy and safety of the oral direct thrombin inhibitor ximelagatran compared with current standard therapy for acute, symptomatic deep vein thrombosis, with or without pulmonary embolism: the THRIVE treatment study. Blood 102 (Abstract)

59. Clagett GP, Reisch JS (1988) Prevention of venous thromboembolism in general surgical patients. Results of meta-analysis. Ann Surg 208:227-240

60. Kakkar VV, Cohen AT, Edmonson RA et al (1993) Low molecular weight versus standard heparin for prevention of venous thromboembolism after major abdominal surgery. The Thromboprophylaxis Collaborative Group. Lancet 341:259-265

61. Bergqvist D et al (1997) ENOXACAN Study Group. Efficacy and safety of enoxaparin versus unfractionated heparin for prevention of deep vein thrombosis in elective cancer surgery: a double-blind randomized multicentre trial with venographic assessment. Br J Surg 84:1099-1103

62. Nurmohamed MT, van Riel AM, Henkens CM et al (1996) Low molecular wei-

ght heparin and compression stockings in the prevention of venous thromboembolism in neurosurgery. Thromb Haemost 75:233-238

63. Agnelli G, Piovella F, Buoncristiani P et al (1998) Enoxaparin plus compression stockings compared with compression stockings alone in the prevention of venous thromboembolism after elective neurosurgery. N Engl J Med 339(2):80-85

64. Bergqvist D, Burmark US, Flordal PA et al (1995) Low molecular weight heparin started before surgery as prophylaxis against deep vein thrombosis: 2500 versus 5000 Xa units in 2070 patients. Br J Surg 82:496-501

65. Bergqvist D, Agnelli G, Cohen AT et al (2002) ENOXACAN II Investigators. Duration of prophylaxis against venous thromboembolism with enoxaparin after surgery for cancer. N Engl J Med 346:975-980

66. Rasmussen MS, Wille-Jorgensen P, Jorgensen LN et al (2003) Prolonged tromboprophylaxis with dalteparin following major abdominal surgery prevents late VTE: the FAME study. Pathophysiol Haemost Thromb 33[Suppl 1]:103

67. Levine M, Hirsh J, Gent M et al (1994) Double-blind randomised trial of very-low-dose warfarin for prevention of thromboembolism in stage IV breast cancer. Lancet 343:886-889

68. Bern MM, Lokich JJ, Wallach SR et al (1990) Very low doses of warfarin can prevent thrombosis in central venous catheters. A randomized prospective trial. Ann Intern Med 112:423-428

69. Monreal M, Alastrue A, Rull M et al (1996) Upper extremity deep venous thrombosis in cancer patients with venous access devices - prophylaxis with a low molecular weight heparin (fragmin). Thromb Haemost 75:251-253

70. Lee AY, Levine M, Baker RI et al (2003) Low-molecular-weight heparin versus a coumarin for the prevention of recurrent venous thromboembolism in patients with cancer. N Engl J Med 349:146-153

71. Meyer G, Marjanovic Z, Valcke J et al (2002) Comparison of low-molecular-weight-heparin and warfarin for the secondary prevention of venous thromboembolism in patients with cancer: a randomized controlled study. Arch Intern Med 162:1729-1735

72. Zacharski LR, Ornstein DL (1998) Heparin and cancer. Thromb Haemost 80:10-23

73. Lebeau B, Chastang C, Brechot JM et al (1994) Subcutaneous heparin treatment increases survival in small cell lund cancer. Cancer 74:38-45

74. Smorenburg SM, Hettiarachchi RJK, Vink R, Buller HR (1999) The effects of unfractionated heparin on survival in patients with malignancy – a systematic review. Thromb Haemost 82:1600-1604

75. Hettiarachchi RJ, Smorenburg SM, Ginsberg J et al (1999) Do heparins do more than just treat thrombosis? The influence of heparins on cancer spread. Thromb Haemost 82:947-952

76. Kakkar AK, Kadziola Z, Williamson RCN et al (2002) Low molecular weight heparin (LMWH) therapy and survival in advanced cancer. Blood

100[Suppl]:148 (Abstract)
77. Klerk CPW, Smorenburg SM, Otten JMMB et al (2003) Malignancy and low molecular weight-heparin therapy: the MALT trial. Pathophysiol Haemost Thromb 33[Suppl 1]:1-106
78. Altinbas M, Coskun M, Er O et al (2004) A randomized clinical trial of combination chemotherapy with and without low molecular weight heparin in small cell lung cancer. J Thromb Haemost, in stampa
79. Michaels L (1964) Cancer incidence and mortality in patients having anticoagulant therapy. Lancet 22:832-835
80. Zacharski LR, Henderson WG, Rickles FR et al (1981) Effect of warfarin on survival in small cell carcinoma of the lung. JAMA 245:831-835
81. Maurer LH, Herndon JE 2nd, Hollis DR et al (1997) Randomized trial of chemotherapy and radiation therapy with or without warfarin for limited-stage small-cell lung cancer: a cancer and leukemia group B study. J Clin Oncol 15:3378-3387
82. Smorenburg SM, Vink R, Otten H-M et al (2001) The effects of vitamin K-antagonists on survival of patients with malignancy: a systematic analysis. Thromb Haemost 86:1586-1587